高血压联盟（中国）
中华医学会心血管病学分会
中国医师协会高血压专业委员会
中国医疗保健国际交流促进会高血压分会
中国老年医学学会高血压分会

中国高血压防治指南

2018 年修订版

《中国高血压防治指南》修订委员会　编著

中国健康传媒集团
中国医药科技出版社

内 容 提 要

本书参考了世界卫生组织、中华医学会指南制订流程，对指南重要内容、证据级别及推荐类型进行了评估；在借鉴国际先进经验的基础上，结合我国高血压防治工作实践，充分应用中国证据，形成具有中国特色的高血压预防干预、诊断评估、分类分层、治疗管理指南。适合高血压研究者及高血压患者使用。

图书在版编目（CIP）数据

中国高血压防治指南.2018年 /《中国高血压防治指南》修订委员会编著.—修订本.—北京：中国医药科技出版社，2018.12（2024.11重印）

ISBN 978-7-5214-0652-8

Ⅰ.①中⋯ Ⅱ.①中⋯ Ⅲ.①高血压–防治–指南 Ⅳ.①R544.1-62

中国版本图书馆 CIP 数据核字（2018）第 292368 号

美术编辑　陈君杞
版式设计　易维鑫

出版　**中国健康传媒集团** | 中国医药科技出版社
地址　北京市海淀区文慧园北路甲 22 号
邮编　100082
电话　发行：010-62227427　邮购：010-62236938
网址　www.cmstp.com
规格　787×1092mm　$\frac{1}{16}$
印张　6
字数　162 千字
版次　2018 年 12 月第 1 版
印次　2024 年 11 月第 8 次印刷
印刷　北京盛通印刷股份有限公司
经销　全国各地新华书店
书号　ISBN 978-7-5214-0652-8
定价　**28.00 元**

获取新书信息、投稿、为图书纠错，请扫码联系我们。

《中国高血压防治指南》修订委员会

主任委员　刘力生（中国医学科学院阜外医院、北京高血压联盟研究所）

副主任委员　吴兆苏（首都医科大学附属北京安贞医院）

　　　　　　王继光（上海交通大学医学院附属瑞金医院）

　　　　　　王　文（中国医学科学院阜外医院）

撰稿委员会（按姓氏汉语拼音排序）

　　包玉倩（上海交通大学附属第六人民医院）

　　蔡　军（中国医学科学院阜外医院）

　　陈鲁原（广东省人民医院）

　　陈伟伟（国家心血管病中心）

　　初少莉（上海交通大学医学院附属瑞金医院）

　　冯颖青（广东省人民医院）

　　高平进（上海交通大学医学院附属瑞金医院）

　　管廷瑞（北京高血压联盟研究所）

　　郭子宏（云南省阜外心血管病医院）

　　华　琦（首都医科大学宣武医院）

　　黄　峻（南京医科大学第一附属医院）

　　霍　勇（北京大学第一医院）

　　贾伟平（上海交通大学附属第六人民医院）

　　姜一农（大连医科大学附属第一医院）

　　蒋雄京（中国医学科学院阜外医院）

　　李　莉（郑州大学第二附属医院）

　　李立环（中国医学科学院阜外医院）

　　李南方（新疆维吾尔族自治区人民医院）

　　李　卫（中国医学科学院阜外医院）

　　李小鹰（中国人民解放军总医院）

　　李学旺（中国医学科学院北京协和医院）

　　李　燕（上海交通大学医学院附属瑞金医院）

　　李　勇（复旦大学附属华山医院）

　　林金秀（福建医科大学附属第一医院）

　　刘力生（中国医学科学院阜外医院）

　　卢新政（南京医科大学第一附属医院）

　　马吉祥（中国疾病预防控制中心）

　　米　杰（国家儿童医学中心，首都医科大学附属北京儿童医院）

　　牟建军（西安交通大学第一附属医院）

潘长玉（中国人民解放军总医院）

孙　刚（包头医学院第二附属医院）

孙宁玲（北京大学人民医院）

孙英贤（中国医科大学附属第一医院）

陶　军（中山大学附属第一医院）

王　浩（河南省人民医院）

王继光（上海交通大学医学院附属瑞金医院）

王　文（中国医学科学院阜外医院）

王文志（北京市神经外科研究所）

王拥军（首都医科大学附属北京天坛医院）

王　玉（北京大学第一医院）

王增武（中国医学科学院阜外医院）

吴海英（中国医学科学院阜外医院）

吴兆苏（首都医科大学附属北京安贞医院）

谢良地（福建医科大学附属第一医院）

许樟荣（中国人民解放军第 306 医院）

严晓伟（中国医学科学院北京协和医院）

杨艳敏（中国医学科学院阜外医院）

姚崇华（首都医科大学附属北京安贞医院）

曾正陪（中国医学科学院北京协和医院）

张　健（中国医学科学院阜外医院）

张维忠（上海交通大学医学院附属瑞金医院）

张新华（北京高血压联盟研究所）

张新军（四川大学华西医院）

张宇清（中国医学科学院阜外医院）

朱鼎良（上海交通大学医学院附属瑞金医院）

朱　俊（中国医学科学院阜外医院）

祝之明（陆军军医大学大坪医院）

学术委员会（按姓氏汉语拼音排序）

陈香美（中国人民解放军总医院）

陈　红（北京大学人民医院）

陈君石（中国疾病预防控制中心）

陈晓平（四川大学华西医院）

陈韵岱（中国人民解放军总医院）

崔兆强（复旦大学附属中山医院）

杜雪平（首都医科大学附属复兴医院）

范　利（中国人民解放军总医院）

高润霖（中国医学科学院阜外医院）

葛均波（复旦大学附属中山医院）

格桑罗布（西藏自治区人民医院）

顾东风（中国医学科学院阜外医院）

郭静萱（北京大学第三医院）

郭艺芳（河北省人民医院）

韩清华（山西医科大学第一医院）

韩雅玲（中国人民解放军沈阳军区总医院）

洪昭光（首都医科大学附属北京安贞医院）

胡大一（北京大学人民医院）

李建平（北京大学第一医院）

李光伟（中国医学科学院阜外医院）

李广平（天津医科大学第二附属医院）

李新立（南京医科大学第一附属医院）

李玉明（武警后勤学院）

梁晓峰（中国疾病预防控制中心）

李一石（中国医学科学院阜外医院）

廖玉华（华中科技大学同济医学院附属协和医院）

林曙光（广东省人民医院）

刘梅林（北京大学第一医院）

刘　靖（北京大学人民医院）

刘　蔚（北京医院）

路方红（山东省医学科学院）

马淑平（河北省人民医院）

商黔惠（遵义医学院临床医学研究所）

谌贻璞（首都医科大学附属北京安贞医院）

唐海沁（安徽医科大学第一附属医院）

唐新华（浙江医院）

田　刚（西安交通大学第一附属医院）

王克安（首都医科大学附属北京安贞医院）

王兴宇（北京高血压联盟研究所）

汪道文（华中科技大学附属同济医院）

吴寿岭（开滦总医院）

徐成斌（北京大学人民医院）

徐守春（北京高血压联盟研究所）

徐新娟（新疆医科大学第一附属医院）

尹新华（哈尔滨医科大学附属第一医院）

于　波（哈尔滨医科大学附属第二医院）

余国膺（中国医学科学院情报研究所）

余　静（兰州大学第二医院）

俞　蔚（浙江医院）

俞梦荪（空军航空医学研究所）

袁　洪（中南大学湘雅医学院第三医院）

袁如玉（天津医科大学第二附属医院）

曾春雨（陆军军医大学大坪医院）

曾哲淳（首都医科大学附属北京安贞医院）

张　麟（首都医科大学附属北京朝阳医院）

张慧敏（中国医学科学院阜外医院）

赵　冬（首都医科大学附属北京安贞医院）

赵洛沙（郑州大学第一附属医院）

赵连友（空军医科大学附属唐都医院）

周晓芳（四川省人民医院）

朱曼璐（中国医学科学院阜外医院）

参加过指南讨论的专家（按姓氏汉语拼音排序）

卜培莉（山东齐鲁大学）

陈绮玲（北京大学人民医院）

陈源源（北京大学人民医院）

丛洪良（天津市胸科医院）

崔　炜（河北医科大学第二附属医院）

戴秋艳（上海交通大学附属第一人民医院）

党爱民（中国医学科学院阜外医院）

董少红（深圳市人民医院）

方　全（中国医学科学院北京协和医院）

高传玉（河南省人民医院）

郭树彬（首都医科大学附属北京朝阳医院）

郭　涛（云南省阜外心血管病医院）

何兆初（广州医科大学附属第一医院）

黄　岚（陆军军医大学第二附属医院）

黄振文（郑州大学第一附属医院）

季晓平（山东大学齐鲁医院）

蒋卫红（中南大学湘雅三医院）

孔祥清（南京医科大学第一附属医院）

李虹伟（首都医科大学附属北京友谊医院）

李小刚（北京大学第三医院）

李　悦（哈尔滨医科大学附属第一医院）

刘少稳（上海交通大学附属第一人民医院）

刘　静（首都医科大学附属北京安贞医院）

刘　丽（秦皇岛市第一医院）

卢永昕（华中科技大学同济医学院附属协和医院）

罗素新（重庆医科大学附属第一医院）

彭道泉（中南大学湘雅二医院）

彭晓玲（深圳市孙逸仙心血管医院）

任　洁（山西医学科学院，山西大医院）

宋　雷（中国医学科学院阜外医院）

孙艺红（中日友好医院）

汪　芳（北京医院）

王　薇（首都医科大学附属北京安贞医院）

王　焱（厦门大学附属心血管病医院）

王朝晖（华中科技大学同济医学院附属协和医院)

王祖禄（中国人民解放军北部战区总医院）

魏　盟（上海交通大学附属第六人民医院）

项美香（浙江大学医学院附属第二医院）

谢红浪（南京军区总医院）

徐　瑞（山东省千佛山医院）

徐亚伟（同济大学附属第十人民医院）

杨天伦（中南大学湘雅医院）

杨新春（首都医科大学附属北京朝阳医院）

杨晓敏（包头医学院第二附属医院）

殷跃辉（重庆医科大学附属第二医院）

于汇民（广东省心血管病研究所）

张存泰（华中科技大学医学院附属同济医院）

张德莲（新疆维吾尔族自治区人民医院）

张福春（北京大学第三医院）

张　薇（山东大学齐鲁医院）

张宇辉（中国医学科学院阜外医院）

赵海鹰（河南省人民医院）

周宪梁（中国医学科学院阜外医院）

朱毓纯（北京大学第一医院）

证据评估小组

王　文（中国医学科学院阜外医院）

张宇清（中国医学科学院阜外医院）

陈伟伟（中国医学科学院阜外医院）

曾哲淳（首都医科大学附属北京安贞医院）

初少莉（上海交通大学医学院附属瑞金医院）

刘　蔚（北京医院）

刘明波（中国医学科学院阜外医院）

马丽媛（中国医学科学院阜外医院）

秘书处

何新叶（中国医学科学院阜外医院）

马文君（中国医学科学院阜外医院）

刘明波（中国医学科学院阜外医院）

张　伟（北京高血压联盟研究所）

隋　辉（中国医学科学院阜外医院）

通讯作者

刘力生　e-mail: llschl@126.com

前　言

2010 年以来，随着国际高血压及相关疾病研究证据不断增加，许多国家和地区相继制订或修订了高血压指南。在我国，新的人群研究和临床试验证据也不断积累，包括国家"十二五"高血压人群抽样调查、FEVER 研究亚组、高血压综合防治研究（CHIEF）和中国脑卒中一级预防研究（CSPPT）等，为我国高血压指南修订提供了循证医学依据。

2015 年 9 月，在原国家卫生和计划生育委员会疾病控制局的支持下，高血压联盟（中国）发起，联合中华医学会心血管病学分会、中国医师协会高血压专业委员会、中国医疗保健国际交流促进会高血压分会和中国老年医学学会高血压分会成立了指南修订委员会，对《中国高血压防治指南（2010 年）》进行修订。两年多来，专家对指南修订的指导思想和计划进行了多次讨论。在初期组织指南修订主要问题的调查中，专家提出高血压治疗血压目标、特殊人群高血压处理、β 受体阻滞剂在高血压中的治疗地位等 20 个问题，针对这些问题进行了较广泛的文献检索。文献库包括中国生物医学文献数据库（CBM）、万方数据知识服务平台、中国知识资源总库（CNG）、美国生物医学文献数据库（PubMed）、荷兰医学文献检索系统（EMBASE）及中国医学科学院医学信息研究所文献平台。指南修订初稿形成后，指南修订委员会召开了近 30 场专题研讨会，针对高血压防治管理的问题和发展动向进行了深入研讨，对争议较大的问题，以专家不记名投票形成共识。2018 年初，由十余名高血压、心血管病、流行病等方面的专家对新修订的指南进行了审核并定稿。后又发布了"2018 年中国高血压防治指南征求意见稿"，征集了业界同行的意见，并据此完成了指南最后稿。

2018 年中国高血压防治指南修订参考了世界卫生组织、中华医学会指南制订流程，对指南重要内容、证据级别及推荐类型进行了评估。在借鉴国际先进经验的基础上，结合我国高血压防治工作实践，充分应用中国证据，形成具有中国特色的高血压预防干预、诊断评估、分类分层、治疗管理指南。

《中国高血压防治指南》修订委员会

2018 年 10 月

本指南证据级别和推荐类型的定义表述见表一及表二。

表一 推荐类别

推荐类别	定 义	建议使用的表述
Ⅰ类	证据和（或）总体一致认为，该治疗或方法有益、有用或有效	推荐/有指征
Ⅱ类	关于该治疗或方法的用途/疗效，证据不一致和（或）观点有分歧	
Ⅱa类	证据/观点倾向于有用/有效	应该考虑
Ⅱb类	证据/观点不足以确立有用/有效	可以考虑
Ⅲ类	证据和（或）专家一致认为，该治疗或方法无用/无效，在某些情况下可能有害	不推荐

表二 证据等级

A级	数据来自多项随机对照临床试验或由随机对照临床试验组成的荟萃分析
B级	数据来自单项随机临床试验或多个大型非随机对照研究
C级	数据来自专家共识和（或）小规模研究、回顾性研究或登记注册研究

目　录

1 我国人群高血压流行情况 ⋯⋯⋯⋯⋯⋯⋯⋯⋯⋯⋯⋯⋯⋯⋯⋯⋯⋯⋯⋯ 1

　　1.1 我国人群高血压患病率、发病率及其流行趋势 ⋯⋯⋯⋯⋯⋯⋯⋯ 1

　　1.2 我国高血压患者的知晓率、治疗率和控制率 ⋯⋯⋯⋯⋯⋯⋯⋯⋯ 2

　　1.3 我国人群高血压发病重要危险因素 ⋯⋯⋯⋯⋯⋯⋯⋯⋯⋯⋯⋯⋯ 2

2 高血压与心血管风险 ⋯⋯⋯⋯⋯⋯⋯⋯⋯⋯⋯⋯⋯⋯⋯⋯⋯⋯⋯⋯⋯⋯ 4

　　2.1 血压与心血管风险的关系 ⋯⋯⋯⋯⋯⋯⋯⋯⋯⋯⋯⋯⋯⋯⋯⋯⋯ 4

　　2.2 我国高血压人群心血管风险的特点 ⋯⋯⋯⋯⋯⋯⋯⋯⋯⋯⋯⋯⋯ 4

3 诊断性评估 ⋯⋯⋯⋯⋯⋯⋯⋯⋯⋯⋯⋯⋯⋯⋯⋯⋯⋯⋯⋯⋯⋯⋯⋯⋯⋯ 6

　　3.1 病史 ⋯⋯⋯⋯⋯⋯⋯⋯⋯⋯⋯⋯⋯⋯⋯⋯⋯⋯⋯⋯⋯⋯⋯⋯⋯⋯ 6

　　3.2 体格检查 ⋯⋯⋯⋯⋯⋯⋯⋯⋯⋯⋯⋯⋯⋯⋯⋯⋯⋯⋯⋯⋯⋯⋯⋯ 6

　　3.3 实验室检查 ⋯⋯⋯⋯⋯⋯⋯⋯⋯⋯⋯⋯⋯⋯⋯⋯⋯⋯⋯⋯⋯⋯⋯ 6

　　3.4 遗传学分析 ⋯⋯⋯⋯⋯⋯⋯⋯⋯⋯⋯⋯⋯⋯⋯⋯⋯⋯⋯⋯⋯⋯⋯ 7

　　3.5 血压测量 ⋯⋯⋯⋯⋯⋯⋯⋯⋯⋯⋯⋯⋯⋯⋯⋯⋯⋯⋯⋯⋯⋯⋯⋯ 7

　　3.6 评估靶器官损害 ⋯⋯⋯⋯⋯⋯⋯⋯⋯⋯⋯⋯⋯⋯⋯⋯⋯⋯⋯⋯⋯ 9

4 高血压分类与分层 ⋯⋯⋯⋯⋯⋯⋯⋯⋯⋯⋯⋯⋯⋯⋯⋯⋯⋯⋯⋯⋯⋯⋯ 10

　　4.1 按血压水平分类 ⋯⋯⋯⋯⋯⋯⋯⋯⋯⋯⋯⋯⋯⋯⋯⋯⋯⋯⋯⋯⋯ 10

　　4.2 按心血管风险分层 ⋯⋯⋯⋯⋯⋯⋯⋯⋯⋯⋯⋯⋯⋯⋯⋯⋯⋯⋯⋯ 11

5 高血压的治疗 ⋯⋯⋯⋯⋯⋯⋯⋯⋯⋯⋯⋯⋯⋯⋯⋯⋯⋯⋯⋯⋯⋯⋯⋯ 13

　　5.1 高血压的治疗目标 ⋯⋯⋯⋯⋯⋯⋯⋯⋯⋯⋯⋯⋯⋯⋯⋯⋯⋯⋯⋯ 13

　　5.2 降压治疗策略 ⋯⋯⋯⋯⋯⋯⋯⋯⋯⋯⋯⋯⋯⋯⋯⋯⋯⋯⋯⋯⋯⋯ 14

　　5.3 生活方式干预 ⋯⋯⋯⋯⋯⋯⋯⋯⋯⋯⋯⋯⋯⋯⋯⋯⋯⋯⋯⋯⋯⋯ 15

　　5.4 高血压的药物治疗 ⋯⋯⋯⋯⋯⋯⋯⋯⋯⋯⋯⋯⋯⋯⋯⋯⋯⋯⋯⋯ 17

　　5.5 器械干预进展 ⋯⋯⋯⋯⋯⋯⋯⋯⋯⋯⋯⋯⋯⋯⋯⋯⋯⋯⋯⋯⋯⋯ 27

　　5.6 相关危险因素的处理 ⋯⋯⋯⋯⋯⋯⋯⋯⋯⋯⋯⋯⋯⋯⋯⋯⋯⋯⋯ 28

　　5.7 高血压治疗随诊、转诊及记录 ⋯⋯⋯⋯⋯⋯⋯⋯⋯⋯⋯⋯⋯⋯⋯ 31

6 特殊人群高血压的处理 ⋯⋯⋯⋯⋯⋯⋯⋯⋯⋯⋯⋯⋯⋯⋯⋯⋯⋯⋯⋯⋯ 33

　　6.1 老年高血压 ⋯⋯⋯⋯⋯⋯⋯⋯⋯⋯⋯⋯⋯⋯⋯⋯⋯⋯⋯⋯⋯⋯⋯ 33

　　6.2 儿童与青少年高血压 ⋯⋯⋯⋯⋯⋯⋯⋯⋯⋯⋯⋯⋯⋯⋯⋯⋯⋯⋯ 34

　　6.3 妊娠高血压 ⋯⋯⋯⋯⋯⋯⋯⋯⋯⋯⋯⋯⋯⋯⋯⋯⋯⋯⋯⋯⋯⋯⋯ 37

    6.4 高血压伴脑卒中 ··· 39

    6.5 高血压伴冠心病 ··· 40

    6.6 高血压合并心力衰竭 ··· 40

    6.7 高血压伴肾脏疾病 ··· 41

    6.8 高血压合并糖尿病 ··· 42

    6.9 代谢综合征 ··· 43

    6.10 外周动脉疾病的降压治疗 ······································ 44

    6.11 难治性高血压 ··· 44

    6.12 高血压急症和亚急症 ·· 45

    6.13 围术期高血压的血压管理 ······································ 48

7 高血压防治对策和策略 ·· 49

    7.1 防治政策及卫生服务体系 ··· 49

    7.2 社区高血压防治策略 ··· 50

8 高血压的社区规范化管理 ·· 51

    8.1 高血压的筛查与登记 ··· 51

    8.2 初诊高血压患者的管理 ··· 51

    8.3 高血压长期随访的分级管理 ······································· 51

    8.4 高血压患者的健康教育 ··· 52

    8.5 高血压患者的远程管理 ··· 52

    8.6 团队建设 ··· 52

    8.7 高血压患者的分级诊疗 ··· 52

    8.8 高血压患者的自我管理 ··· 53

9 继发性高血压 ·· 54

    9.1 肾实质性高血压 ··· 54

    9.2 肾动脉狭窄及其他血管病引起的高血压 ··························· 54

    9.3 阻塞性睡眠呼吸暂停综合征 ······································· 55

    9.4 原发性醛固酮增多症及其他内分泌性高血压 ······················· 55

    9.5 其他少见的继发性高血压 ··· 56

    9.6 药物性高血压 ··· 56

    9.7 单基因遗传性高血压 ··· 58

10 研究展望 ··· 59

参考文献 ·· 60

附表 中国 3～17 岁儿童每岁、身高对应的血压标准 ················· 78

1 我国人群高血压流行情况

> **要点 1 我国人群高血压流行情况**
> ● 我国人群高血压的患病率仍呈升高趋势。
> ● 我国人群高血压流行有两个比较显著的特点：从南方到北方，高血压患病率递增；不同民族之间高血压患病率存在差异。
> ● 我国高血压患者的知晓率、治疗率和控制率（粗率）近年来有明显提高，但总体仍处于较低的水平，分别达 51.6%、45.8% 和 16.8%。
> ● 高钠、低钾膳食，超重和肥胖是我国人群重要的高血压危险因素。

1.1 我国人群高血压患病率、发病率及其流行趋势

中国高血压调查最新数据显示[1]，2012－2015 年我国 18 岁及以上居民高血压患病粗率为 27.9%（标化率 23.2%），与 1958－1959 年、1979－1980 年、1991 年、2002 年和 2012 年进行过的 5 次全国范围内的高血压抽样调查[2]相比，虽然各次调查总人数、年龄和诊断标准不完全一致，但患病率总体呈增高的趋势，详见表 1。

人群高血压患病率随年龄增加而显著增高，但青年高血压亦值得注意，据 2012－2015 年全国调查，18～24 岁、25～34 岁、35～44 岁的青年高血压患病率分别为 4.0%、6.1%、15.0%[1]。男性高于女性，北方高南方低的现象仍存在，但目前差异正在转变，呈现出大中型城市高血压患病率较高的特点，如北京、天津和上海居民的高血压患病率分别为 35.9%、34.5% 和 29.1%[1]。农村地区居民的高血压患病率增长速度较城市快，2012－2015 年全国调查[1]结果显示农村地区的患病率（粗率 28.8%，标化率 23.4%）首次超越了城市地区（粗率 26.9%，标化率 23.1%）。不同民族间比较，藏族、满族和蒙古族高血压的患病率较汉族人群高，而回、苗、壮、布依族高血压的患病率均低于汉族人群[3]。

表 1 我国六次高血压患病率调查结果

年份（年）	调查地区	年龄（岁）	诊断标准	调查人数	高血压例数	患病率（%）
1958－1959	13 个省、市	≥15	不统一	739204	37773	5.1△
1979－1980	29 个省、市、自治区	≥15	≥160/95 mmHg 为确诊高血压，140～159/90～95 mmHg 为临界高血压	4012128	310202	7.7△
1991	29 个省、市、自治区	≥15	≥140/90 mmHg 和（或）2 周内服用降压药者	950356	129039	13.6△
2002	29 个省、市、自治区	≥18	≥140/90 mmHg 和（或）2 周内服用降压药者	272023	51140	18.8△
2012	31 个省、市、自治区	≥18	≥140/90 mmHg 和（或）2 周内服用降压药者	——	——	25.2¶
2015	31 个省、市、自治区	≥18	≥140/90 mmHg 和（或）2 周内服用降压药者	451755	125988	27.9△

注：△患病粗率，¶综合调整患病率

　　高血压发病率的研究相对较少，一项研究对我国 10525 名 40 岁以上的非高血压患者于 1991－2000 年进行了平均 8.2 年的随访[4]，研究结果如图 1 所示，男性和女性的累计高血压发病率分别为 28.9% 和 26.9%，发病率随着年龄的增长而增加。

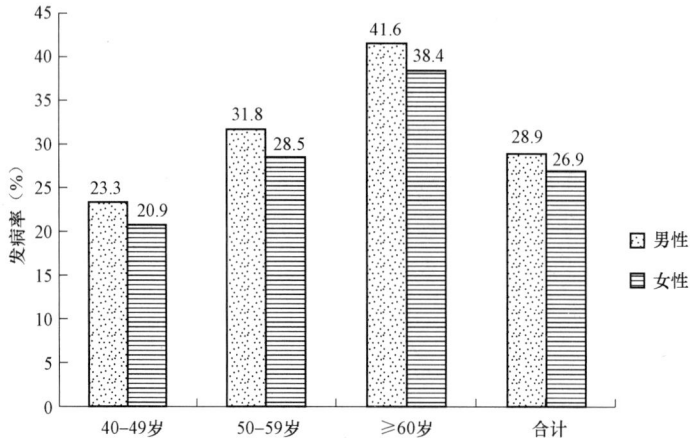

图 1　不同性别和基线年龄组 1991-2000 年高血压累计发病率

1.2　我国高血压患者的知晓率、治疗率和控制率

　　高血压患者的知晓率、治疗率和控制率是反映高血压防治状况的重要评价指标。2015 年调查显示，18 岁以上人群高血压的知晓率、治疗率和控制率分别为 51.6%，45.8% 和 16.8%，较 1991 年和 2002 年明显增高（表 2）[1]。2004－2009 年中国慢性病前瞻性研究（CKB 研究）[5]结果显示，高血压控制率低于 2002 年，这可能与选取人群的方法等有关。

　　不同人口学特征比较，知晓率、治疗率和控制率均为女性高于男性，城市高血压治疗率显著高于农村[6]；与我国北方地区相比，南方地区居民高血压患者的知晓率、治疗率和控制率较高[7, 8]；不同民族比较，少数民族居民的高血压治疗率和控制率低于汉族[1,9]。

表 2　我国四次高血压知晓率、治疗率和控制率（粗率）调查结果

年份	年龄（岁）	知晓率（%）	治疗率（%）	控制率（%）
1991	≥15	26.3	12.1	2.8
2002	≥18	30.2	24.7	6.1
2012	≥18	46.5	41.1	13.8
2015	≥18	51.6	45.8	16.8

1.3　我国人群高血压发病重要危险因素

　　高血压危险因素包括遗传因素、年龄以及多种不良生活方式等多方面。人群中普遍存在危险因素的聚集，随着高血压危险因素聚集的数目和严重程度增加，血压水平呈现升高的趋势，高血压患病风险增大[10-13]。

1.3.1　高钠、低钾膳食

高钠、低钾膳食是我国人群重要的高血压发病危险因素。INTERSALT 研究[14]发现，研究人群 24 小时尿钠排泄量中位数增加 2.3 g（100 mmol/d），收缩压（SBP）/舒张压（DBP）中位数平均升高 5～7/2～4 mmHg。现况调查发现 2012 年我国 18 岁及以上居民的平均烹调盐摄入量为 10.5 g，虽低于 1992 年的 12.9 g 和 2002 年的 12.0 g，但较推荐的盐摄入量水平依旧高 75.0%[15]，且中国人群普遍对钠敏感[14, 16]。

1.3.2　超重和肥胖

超重和肥胖显著增加全球人群全因死亡的风险[17]，同时也是高血压患病的重要危险因素。近年来，我国人群中超重和肥胖的比例明显增加，35～64 岁中年人的超重率为 38.8%，肥胖率为 20.2%，其中女性高于男性，城市人群高于农村，北方居民高于南方[18]。中国成年人超重和肥胖与高血压发病关系的随访研究[19]结果发现，随着体质指数（BMI）的增加，超重组和肥胖组的高血压发病风险是体重正常组的 1.16～1.28 倍。超重和肥胖与高血压患病率关联最显著[1]。

内脏型肥胖与高血压的关系较为密切，随着内脏脂肪指数的增加，高血压患病风险增加[20]。此外，内脏型肥胖与代谢综合征密切相关，可导致糖、脂代谢异常[21]。

1.3.3　过量饮酒

过量饮酒包括危险饮酒（男性 41～60g，女性 21～40g）和有害饮酒（男性 60g 以上，女性 40g 以上）。我国饮酒人数众多，18 岁以上居民饮酒者中有害饮酒率为 9.3%[15]。限制饮酒与血压下降显著相关，酒精摄入量平均减少 67%，SBP 下降 3.31 mmHg，DBP 下降 2.04 mmHg[22]。目前有关少量饮酒有利于心血管健康的证据尚不足，相关研究表明，即使对少量饮酒的人而言，减少酒精摄入量也能够改善心血管健康，减少心血管疾病的发病风险[23]。

1.3.4　长期精神紧张

长期精神紧张是高血压患病的危险因素，精神紧张可激活交感神经从而使血压升高[24, 25]。一项包括 13 个横断面研究和 8 个前瞻性研究的荟萃分析[26]，定义精神紧张包括焦虑、担忧、心理压力紧张、愤怒、恐慌或恐惧等，结果显示有精神紧张者发生高血压的风险是正常人群的 1.18 倍（95%CI：1.02～1.37）和 1.55 倍（95%CI：1.24～1.94）。

1.3.5　其他危险因素

除了以上高血压发病危险因素外，其他危险因素还包括年龄、高血压家族史、缺乏体力活动，以及糖尿病、血脂异常等。近年来大气污染也备受关注。研究[27,28]显示，暴露于 $PM_{2.5}$、PM_{10}、SO_2 和 O_3 等污染物中均伴随高血压的发生风险和心血管疾病的死亡率增加。

2 高血压与心血管风险

> **要点 2　高血压与心血管风险**
> ● 血压水平与心血管风险呈连续、独立、直接的正相关关系。
> ● 脑卒中仍是目前我国高血压人群最主要的并发症，冠心病事件也有明显上升，其他并发症包括心力衰竭、左心室肥厚、心房颤动、终末期肾病。

2.1　血压与心血管风险的关系

血压水平与心脑血管病发病和死亡风险之间存在密切的因果关系。在对全球 61 个人群（约 100 万人，40～89 岁）的前瞻性观察研究中[29]，基线血压从 115/75 mmHg 到 185/115 mmHg，平均随访 12 年，结果发现诊室 SBP 或 DBP 与脑卒中、冠心病事件、心血管病死亡的风险呈连续、独立、直接的正相关关系。SBP 每升高 20 mmHg 或 DBP 每升高 10 mmHg，心、脑血管病发生的风险倍增。

在包括中国 13 个人群在内的亚太队列研究（APCSC）中[30]，诊室血压水平与脑卒中、冠心病事件密切相关，而且亚洲人群血压升高与脑卒中、冠心病事件的关系比澳大利亚与新西兰人群更强，SBP 每升高 10 mmHg，亚洲人群的脑卒中与致死性心肌梗死发生风险分别增加 53% 与 31%，而澳大利亚与新西兰人群分别增加 24% 与 21%。

血压水平与心力衰竭发生也存在因果关系。临床随访资料显示，随着血压水平升高，心力衰竭发生率递增[31]，心力衰竭和脑卒中是与血压水平关联最密切的两种并发症。长期高血压-左心室肥厚-心力衰竭构成一条重要的事件链。高血压主要导致射血分数保留的心力衰竭；如果合并冠心病心肌梗死，也可以发生射血分数减低的心力衰竭。

高血压是心房颤动发生的重要原因[32]。高血压-心房颤动-脑栓塞构成一条重要的易被忽视的事件链。

长期临床队列随访发现[33]，随着诊室血压水平升高，终末期肾病（ESRD）的发生率也明显增加。在重度高血压，ESRD 发生率是正常血压者的 11 倍以上，即使血压在正常高值水平也达 1.9 倍。

诊室血压水平与上述并发症和心血管疾病之间的关系，在动态血压或家庭血压监测研究中也得到了证实[34, 35]。24 小时动态血压水平、夜间血压水平和清晨血压水平，与心脑血管病风险的关联甚至更密切、更显著。近年来研究还显示，反映血压水平波动程度的长时血压变异（BPV）也可能与心血管风险相关联[35]。

2.2　我国高血压人群心血管风险的特点

我国人群监测数据显示[36]，心脑血管疾病死亡占总死亡人数的 40% 以上，脑卒中的年发病率为 250/10 万，冠心病事件的年发病率为 50/10 万，脑卒中发病率是冠心病事件发病率的

5 倍。近年来，尽管冠心病事件有上升趋势，但脑卒中发病率与冠心病事件发病率的差异仍然非常明显。在临床治疗试验中，脑卒中/心肌梗死的发病比值，在我国高血压人群约（5～8）：1，而在西方高血压人群约 1：1[37-41]。因此，脑卒中仍是我国高血压人群最主要的心血管风险，预防脑卒中是我国治疗高血压的重要目标。

3 诊断性评估

诊断性评估的内容包括以下三方面：①确立高血压诊断，确定血压水平分级；②判断高血压的原因，区分原发性或继发性高血压；③寻找其他心脑血管危险因素、靶器官损害以及相关临床情况，从而做出高血压病因的鉴别诊断和评估患者的心脑血管疾病风险程度，指导诊断与治疗。

3.1 病史

应全面详细了解患者病史，包括以下内容：①家族史：询问患者有无高血压、脑卒中、糖尿病、血脂异常、冠心病或肾脏病的家族史，包括一级亲属发生心脑血管病事件时的年龄。②病程：初次发现或诊断高血压的时间、场合、血压最高水平。如已接受降压药治疗，说明既往及目前使用的降压药物种类、剂量、疗效及有无不良反应。③症状及既往史：询问目前及既往有无脑卒中或一过性脑缺血、冠心病、心力衰竭、心房颤动、外周血管病、糖尿病、痛风、血脂异常、性功能异常和肾脏疾病等症状及治疗情况。④继发性高血压的线索：例如肾炎史或贫血史；肌无力、发作性软瘫等；阵发性头痛、心悸、多汗；打鼾伴有呼吸暂停；是否长期应用升高血压的药物。⑤生活方式：盐、酒及脂肪的摄入量，吸烟状况，体力活动量、体重变化、睡眠习惯等情况。⑥心理社会因素：包括家庭情况、工作环境、文化程度以及有无精神创伤史。

3.2 体格检查

仔细的体格检查有助于发现继发性高血压线索和靶器官损害情况。体格检查包括：测量血压（详见 3.5 血压测量部分），测量脉率，测量 BMI、腰围及臀围；观察有无库欣面容、神经纤维瘤性皮肤斑、甲状腺功能亢进性突眼征或下肢水肿；听诊颈动脉、胸主动脉、腹部动脉和股动脉有无杂音；触诊甲状腺，全面的心肺检查，检查腹部有无肾脏增大（多囊肾）或肿块，检查四肢动脉搏动和神经系统体征。

3.3 实验室检查

基本项目：血生化（血钾、钠、空腹血糖、血脂、尿酸和肌酐）、血常规、尿液分析（尿蛋白、尿糖和尿沉渣镜检）、心电图等。

推荐项目：超声心动图、颈动脉超声、口服葡萄糖耐量试验、糖化血红蛋白、血高敏 C 反应蛋白、尿白蛋白/肌酐比值、尿蛋白定量、眼底、胸部 X 线摄片、脉搏波传导速度（PWV）以及踝臂血压指数（ABI）等。

选择项目：血同型半胱氨酸，对怀疑继发性高血压患者，根据需要可以选择以下检查项目：血浆肾素活性或肾素浓度、血和尿醛固酮、血和尿皮质醇、血游离甲氧基肾上腺素及甲氧基去甲肾上腺素、血或尿儿茶酚胺、肾动脉超声和造影、肾和肾上腺超声、CT 或 MRI、肾上腺静脉采血以及睡眠呼吸监测等。对有合并症的高血压患者，进行相应的心功能、肾功能和认知功能等检查。

3.4 遗传学分析

虽然高血压全基因组关联分析（GWAS）报道了一批与血压水平或高血压相关的基因位点[42]，但目前临床基因诊断仅适用于 Liddle 综合征[43]、糖皮质激素可治性醛固酮增多症[44]等单基因遗传性高血压。

3.5 血压测量

> **要点 3A　诊室血压测量步骤**
> - 要求受试者安静休息至少 5 分钟后开始测量坐位上臂血压，上臂应置于心脏水平。
> - 推荐使用经过验证的上臂式医用电子血压计，水银柱血压计将逐步被淘汰。
> - 使用标准规格的袖带(气囊长 22～26 cm、宽 12 cm)，肥胖者或臂围大者(＞32 cm)应使用大规格气囊袖带。
> - 首诊时应测量两上臂血压，以血压读数较高的一侧作为测量的上臂。
> - 测量血压时，应相隔 1～2 分钟重复测量，取 2 次读数的平均值记录。如果 SBP 或 DBP 的 2 次读数相差 5 mmHg 以上，应再次测量，取 3 次读数的平均值记录。
> - 老年人、糖尿病患者及出现体位性低血压情况者，应该加测站立位血压。站立位血压在卧位改为站立位后 1 分钟和 3 分钟时测量。
> - 在测量血压的同时，应测定脉率。

> **要点 3B　各种血压测量方法评价**
> - 诊室血压是我国目前诊断高血压、进行血压水平分级以及观察降压疗效的常用方法。
> - 有条件者应进行诊室外血压测量，用于诊断白大衣高血压及隐蔽性高血压，评估降压治疗的疗效，辅助难治性高血压的诊治[45]。
> - 动态血压监测可评估 24 小时血压昼夜节律、体位性低血压、餐后低血压等。
> - 家庭血压监测可辅助调整治疗方案。基于互联网的远程实时血压监测是血压管理的新模式。精神高度焦虑的患者，不建议频繁自测血压。

血压测量是评估血压水平、诊断高血压以及观察降压疗效的根本手段和方法。在临床和人群防治工作中，主要采用诊室血压测量和诊室外血压测量，后者包括动态血压监测（ABPM）和家庭血压监测（HBPM）。可提供医疗环境外大量血压数据，其与靶器官损害的关系比诊室血压更为显著，预测心血管风险能力优于诊室血压[34, 46]。

3.5.1 诊室血压

由医护人员在标准条件下按统一规范进行测量，是目前诊断高血压、进行血压水平分级以及观察降压疗效的常用方法。

使用通过国际标准方案认证（ESH、BHS 和 AAMI）的上臂式医用电子血压计（电子血压计认证结果可在以下网站查询：http：//www.dableducational.org，http：//www.bhsoc.org/default.stm），或者使用符合计量标准的水银柱血压计（将逐步被淘汰）。诊室自助血压测量（automated office blood pressure，AOBP）可以减少白大衣效应，值得进一步研究推广[47]。具体测量方法见要点 3A。如使用水银柱血压计测压，需快速充气，使气囊内压力在桡动脉搏动消失后再升高 30 mmHg，然后以恒定速率（2 mmHg/s）缓慢放气。心率缓慢者，放气速率应更慢些。获得 DBP 读数后，快速放气至零；在放气过程中仔细听取柯氏音，观察柯氏音第 I 时相（第一音）和第 V 时相（消失音）水银柱凸面的垂直高度。SBP 读数取柯氏音第 I 时相，DBP 读数取柯氏音第 V 时相。12 岁以下儿童、妊娠妇女、严重贫血、甲状腺功能亢进、主动脉瓣关闭不全及柯氏音不消失者，取柯氏音第 IV 时相（变音）为 DBP 读数。读取血压数值时，末位数值只能是 0、2、4、6、8，不能出现 1、3、5、7、9，并注意避免末位数偏好。心房颤动患者测量血压时，往往有较长时间的柯氏音听诊间隙，需要多次测量取均值。

3.5.2 动态血压监测（ABPM）

使用自动血压测量仪器，测量次数多，无测量者误差，避免白大衣效应，可以测量夜间睡眠期间血压，鉴别白大衣高血压和检测隐蔽性高血压，诊断单纯性夜间高血压（isolated nocturnal hypertension）。目前临床上动态血压监测主要用于：诊断白大衣高血压、隐蔽性高血压和单纯夜间高血压[48]；观察异常的血压节律与变异；评估降压疗效、全时间段（包括清晨、睡眠期间）的血压控制。①使用经过国际标准方案认证的动态血压监测仪，并定期校准[45]。②通常白天每 15～20 分钟测量 1 次，晚上睡眠期间每 30 分钟测量 1 次。应确保整个 24 小时期间血压有效监测，每个小时至少有 1 个血压读数；有效血压读数应达到总监测次数的 70%以上，计算白天血压的读数≥20 个，计算夜间血压的读数≥7 个。③动态血压监测指标：24 小时、白天（清醒活动）、夜间（睡眠）SBP 和 DBP 平均值根据动态血压监测数值。

3.5.3 家庭血压监测（HBPM）

由被测量者自我测量，也可由家庭成员协助完成，又称自测血压或家庭血压测量。HBPM 可用于评估数日、数周、数月，甚至数年的降压治疗效果和长时血压变异，有助于增强患者健康参与意识，改善患者治疗依从性，适合患者长期血压监测[49]。随着血压遥测技术和设备的进展，基于互联网的家庭血压远程监测和管理可望成为未来血压管理新模式，但还需要更多的研究提供有效性和费效比证据。

HBPM[49,50]用于一般高血压患者的血压监测，以便鉴别白大衣高血压、隐蔽性高血压和难治性高血压，评价血压长时变异，辅助评价降压疗效，预测心血管风险及预后等。家庭血压监测需要选择合适的血压测量仪器，并对患者进行血压自我测量知识、技能和方案的指导。①使用经过国际标准方案认证的上臂式家用自动电子血压计，不推荐腕式血压计、手指血压计、水银柱血压计进行家庭血压监测。电子血压计使用期间应定期校准，每年至少 1 次。②测量方案：对初诊高血压患者或血压不稳定高血压患者，建议每天早晨和晚上测量血压，每次测 2～3 遍，取平均值；建议连续测量家庭血压 7 天，取后 6 天血压平均值。血压控制平稳且达标者，可每周自测 1～2 天血压，早晚各 1 次；最好在早上起床后，服降压药和早餐前，排尿后，固定时间自测坐位血压。③详细记录每次测量血压的日期、时间以及所有血压读数，而不是只记录平均值。应尽可能向医生提供完整的血压记录。④精神高度焦虑患者，不建议家庭自测血压。

3.6 评估靶器官损害

在高血压患者中，评估是否有靶器官损害是高血压诊断评估的重要内容，特别是检出无症状性亚临床靶器官损害。早期检出并及时治疗，亚临床靶器官损害是可以逆转的。提倡因地因人制宜，采用相对简便、费效比适当、易于推广的检查手段，开展亚临床靶器官损害的筛查和防治。

3.6.1 心脏

左心室肥厚（LVH）是心血管事件独立的危险因素，常用的检查方法包括心电图、超声心动图。心电图简单易行，可以作为 LVH 筛查方法，常用指标有：Sokolow-Lyon 电压（SV_1+RV_5）和 Cornell 电压-时间乘积[51]。超声心动图诊断 LVH 的敏感性优于心电图，左心室质量指数（LVMI）可用于检出和诊断 LVH，LVMI 是心血管事件的强预测因子。其他评估高血压心脏损害的方法有：胸部 X 线检查、运动试验、心脏同位素显像、计算机断层扫描冠状动脉造影（CTA）、心脏磁共振成像（MRI）及磁共振血管造影（MRA）、冠状动脉造影等。

3.6.2 肾脏

肾脏损害主要表现为血清肌酐升高、估算的肾小球滤过率（eGFR）降低，或尿白蛋白排出量增加。微量白蛋白尿已被证实是心血管事件的独立预测因素[52]。高血压患者，尤其合并糖尿病时，应定期检查尿白蛋白排泄量，监测 24 小时尿白蛋白排泄量或尿白蛋白/肌酐比值。eGFR 是一项判断肾脏功能简便而敏感的指标，可采用"慢性肾脏病流行病学协作组（CKD-EPI）公式"[53]、"肾脏病膳食改善试验（MDRD）公式"[54]或者我国学者提出的 MDRD 改良公式[55]来评估 eGFR。血清尿酸水平增高，对心血管风险可能也有一定预测价值[56]。

3.6.3 大血管

颈动脉内膜中层厚度（IMT）可预测心血管事件[57]，粥样斑块的预测作用强于 IMT[58]。大动脉僵硬度增加预测心血管风险的证据日益增多。脉搏波传导速度（PWV）增快是心血管事件和全因死亡的强预测因子[59]。颈-股 PWV（carotid-femoral PWV，cfPWV）是测量大动脉僵硬度的金标准[60]。踝臂血压指数（ankle-brachial index，ABI），能有效筛查和诊断外周动脉疾病、预测心血管风险[61]。

3.6.4 眼底

视网膜动脉病变可反映小血管病变情况，高血压伴糖尿病患者的眼底镜检查尤为重要。常规眼底镜检查的高血压眼底改变，按 Keith-Wagener 和 Barker 四级分类法，3 级或 4 级高血压眼底对判断预后有价值[62]。近来采用的眼底检查新技术，可观察和分析视网膜小血管的重构病变[63]。

3.6.5 脑

头颅 MRA 或 CTA 有助于发现脑腔隙性病灶、无症状性脑血管病变（如颅内动脉狭窄、钙化和斑块病变、血管瘤）以及脑白质损害[64]，但不推荐用于靶器官损害的临床筛查。经颅多普勒超声对诊断脑血管痉挛、狭窄或闭塞有一定帮助。目前认知功能的筛查评估主要采用简易精神状态量表。

4 高血压分类与分层

> **要点 4**
>
> ● 高血压定义：在未使用降压药物的情况下，诊室收缩压（SBP）≥140 mmHg 和（或）舒张压（DBP）≥90 mmHg。根据血压升高水平，将高血压分为 1 级、2 级和 3 级。
>
> ● 根据血压水平、心血管危险因素、靶器官损害、临床并发症和糖尿病进行心血管风险分层，分为低危、中危、高危和很高危 4 个层次。

4.1 按血压水平分类

目前我国采用正常血压（SBP<120 mmHg 和 DBP<80 mmHg）、正常高值[SBP 120～139 mmHg 和（或）DBP 80～89 mmHg]和高血压[SBP≥140 mmHg 和（或）DBP≥90 mmHg]进行血压水平分类。以上分类适用于 18 岁以上任何年龄的成年人。

将血压水平 120～139/80～89 mmHg 定为正常高值血压，主要根据我国流行病学研究的数据确定。血压水平 120～139/80～89 mmHg 的人群，10 年后心血管风险比血压水平 110/75 mmHg 的人群增加 1 倍以上；而且，血压 120～129/80～84 mmHg 和 130～139/85～89 mmHg 的中年人群，10 年后分别有 45% 和 64% 成为高血压患者[65]。

高血压定义为：在未使用降压药物的情况下，非同日 3 次测量诊室血压，SBP≥140 mmHg 和（或）DBP≥90 mmHg。SBP≥140 mmHg 和 DBP<90 mmHg 为单纯收缩期高血压。患者既往有高血压史，目前正在使用降压药物，血压虽然低于 140/90 mmHg，仍应诊断为高血压。根据血压升高水平，又进一步将高血压分为 1 级、2 级和 3 级（表 3）。ABPM 的高血压诊断标准为：平均 SBP/DBP 24 h ≥130/80 mmHg；白天≥135/85 mmHg；夜间≥120/70 mmHg。HBPM 的高血压诊断标准为≥135/85 mmHg，与诊室血压的 140/90 mmHg 相对应。

表 3   血压水平分类和定义

分类	SBP（mmHg）	DBP（mmHg）
正常血压	<120 和	<80
正常高值	120～139 和（或）	80～89
高血压	≥140 和（或）	≥90
1 级高血压（轻度）	140～159 和（或）	90～99
2 级高血压（中度）	160～179 和（或）	100～109
3 级高血压（重度）	≥180 和（或）	≥110
单纯收缩期高血压	≥140 和	<90

注：当 SBP 和 DBP 分属于不同级别时，以较高的分级为准

由于诊室血压测量的次数较少，血压又具有明显波动性，需要数周内多次测量来判断血压升高情况，尤其对于 1 级、2 级高血压。如有条件，应进行 24 小时动态血压监测或家庭血压监测。

4.2 按心血管风险分层

虽然高血压是影响心血管事件发生和预后的独立危险因素，但是并非唯一决定因素，大部分高血压患者还有血压升高以外的心血管危险因素。因此，高血压患者的诊断和治疗不能只根据血压水平，必须对患者进行心血管综合风险的评估并分层。高血压患者的心血管综合风险分层，有利于确定启动降压治疗的时机，优化降压治疗方案，确立更合适的血压控制目标和进行患者的综合管理。

本指南仍采用 2005 与 2010 年中国高血压指南[65, 66]的分层原则和基本内容，将高血压患者按心血管风险水平分为低危、中危、高危和很高危 4 个层次。根据以往我国高血压防治指南实施情况和有关研究进展，对影响风险分层的内容作了部分修改（表 4，表 5），增加 130～139/85～89 mmHg 范围；将心血管危险因素中高同型半胱氨酸血症的诊断标准改为≥15 μmol/L；将心房颤动列入伴发的临床疾病；将糖尿病分为新诊断与已治疗但未控制两种情况，分别根据血糖（空腹与餐后）与糖化血红蛋白的水平诊断。

表 4　血压升高患者心血管风险水平分层

其他心血管危险因素和疾病史	血压（mmHg）			
	SBP 130～139 和（或）DBP85～89	SBP 140～159 和（或）DBP 90～99	SBP 160～179 和（或）DBP 100～109	SBP≥180 和（或）DBP≥110
无		低危	中危	高危
1～2 个其他危险因素	低危	中危	中/高危	很高危
≥3 个其他危险因素，靶器官损害，或 CKD3 期，无并发症的糖尿病	中/高危	高危	高危	很高危
临床并发症，或 CKD≥4 期，有并发症的糖尿病	高/很高危	很高危	很高危	很高危

CKD：慢性肾脏疾病

表5 影响高血压患者心血管预后的重要因素

心血管危险因素	靶器官损害	伴发临床疾病
·高血压（1～3 级） ·男性>55 岁；女性>65 岁 ·吸烟或被动吸烟 ·糖耐量受损（2 小时血糖 7.8～11.0 mmol/L）和（或）空腹血糖异常（6.1～6.9 mmol/L） ·血脂异常 　TC≥5.2 mmol/L（200 mg/dl）或 LDL-C≥3.4 mmol/L（130 mg/dl）或 HDL-C<1.0 mmol/L（40 mg/dl） ·早发心血管病家族史 　（一级亲属发病年龄<50 岁） ·腹型肥胖 　（腰围：男性≥90 cm，女性≥85 cm）或肥胖（BMI≥28 kg/m²） ·高同型半胱氨酸血症（≥15 μmol/L）	·左心室肥厚 　心电图：Sokolow-Lyon 电压>3.8 mV 或 Cornell 乘积>244 mV·ms 　超声心动图 LVMI： 　男≥115 g/m²，女≥95 g/m² ·颈动脉超声 IMT≥0.9 mm 　或动脉粥样斑块 ·颈-股动脉脉搏波速度≥12 m/s 　（*选择使用） ·踝/臂血压指数<0.9 　（*选择使用） ·估算的肾小球滤过率降低［eGFR 30～59 ml/（min·1.73 m²）］ 　或血清肌酐轻度升高： 　男性 115～133 μmol/L（1.3～1.5 mg/dl），女性 107～124 μmol/L（1.2～1.4 mg/dl） ·微量白蛋白尿：30～300 mg/24 h 或白蛋白/肌酐比： 　≥30 mg/g（3.5 mg/mmol）	·脑血管病 　脑出血 　缺血性脑卒中 　短暂性脑缺血发作 ·心脏疾病 　心肌梗死史 　心绞痛 　冠状动脉血运重建 　慢性心力衰竭 　心房颤动 ·肾脏疾病 　糖尿病肾病 　肾功能受损包括 　　eGFR<30 ml/（min·1.73 m²） 　血肌酐升高： 　　男性≥133 μmol/L（1.5 mg/dl） 　　女性≥124 μmol/L（1.4 mg/dl） 　　蛋白尿（≥300 mg/24 h） ·外周血管疾病 ·视网膜病变 　出血或渗出， 　视乳头水肿 ·糖尿病 　新诊断： 　　空腹血糖：≥7.0 mmol/L（126 mg/dl） 　　餐后血糖：≥11.1 mmol/L（200 mg/dl） 　已治疗但未控制： 　　糖化血红蛋白：（HbA1c）≥6.5%

注：TC：总胆固醇；LDL-C：低密度脂蛋白胆固醇；HDL-C：高密度脂蛋白胆固醇；LVMI：左心室重量指数；IMT：颈动脉内膜中层厚度；BMI：体质指数

5 高血压的治疗

5.1 高血压的治疗目标

> **要点 5A**
> ● 高血压治疗的根本目标是降低发生心脑肾及血管并发症和死亡的总危险。
> ● 降压治疗的获益主要来自血压降低本身。
> ● 在改善生活方式的基础上，应根据高血压患者的总体风险水平决定给予降压药物，同时干预可纠正的危险因素、靶器官损害和并存的临床疾病。
> ● 在条件允许的情况下，应采取强化降压的治疗策略，以取得最大的心血管获益。
> ● 降压目标：一般高血压患者应降至<140/90 mmHg（Ⅰ，A）[1,40,67]；能耐受者和部分高危及以上的患者可进一步降至<130/80 mmHg（Ⅰ，A）[37,38,68,69]。

　　高血压治疗的根本目标是降低高血压的心脑肾与血管并发症发生和死亡的总危险。鉴于高血压是一种心血管综合征，即往往合并有其他心血管危险因素、靶器官损害和临床疾病，应根据高血压患者的血压水平和总体风险水平，决定给予改善生活方式和降压药物的时机与强度；同时干预检出的其他危险因素、靶器官损害和并存的临床疾病。鉴于我国高血压患者的以脑卒中并发症为主仍然没有根本改变的局面[36]，因此在条件允许的情况下，应采取强化降压的治疗策略。

　　基于既往研究的证据[2,3,15,40]，一般患者血压目标需控制到 140/90 mmHg 以下，在可耐受和可持续的条件下，其中部分有糖尿病、蛋白尿等的高危患者的血压可控制在 130/80 mmHg 以下。虽然也有一些证据[37,38]提示在一些特殊人群中更高或更低的血压目标，但这主要取决于患者对治疗的耐受性和治疗的复杂程度。如果不需采用复杂的治疗方案即可将血压降至更低的水平且患者可以耐受，并不需要改变治疗方案而使血压回升。

　　治疗方案的选择和应用的强度应权衡长期获益和患者耐受性，避免或减少由于患者耐受不良所导致的停药。对高危和很高危患者采取强化干预措施，以及对无严重合并症的亚临床靶器官损害的患者采取积极干预措施逆转靶器官损害有其合理性，但对于低中危的血压正常高值人群给予降压药物治疗目前尚缺乏以预后终点为研究目标的临床试验证据。

　　虽然一些研究显示[39, 70, 71]，老年高血压患者较一般高血压患者的血压目标更高，但近期的一些研究亚组分析也显示更低的血压目标（SBP<130 mmHg）对老年人群有益[38]，应注意年龄增高并不是设定更高降压目标的充分条件，对于老年患者，医生应根据患者合并症的严重程度，对治疗耐受性及坚持治疗的可能因素进行评估，综合决定患者的降压目标。

5.2　降压治疗策略

> **要点 5B**
> ● 降压达标的方式：除高血压急症和亚急症外，对大多数高血压患者而言，应根据病情，在 4 周内或 12 周内将血压逐渐降至目标水平（Ⅰ，C）。
> ● 降压药物治疗的时机：在改善生活方式的基础上，血压仍≥140/90 mmHg 和（或）高于目标血压的患者应启动药物治疗（Ⅰ，A）。

（1）降压治疗的目的：高血压患者降压治疗的目的是通过降低血压，有效预防或延迟脑卒中、心肌梗死、心力衰竭、肾功能不全等并发症发生；有效控制高血压的疾病进程，预防高血压急症、亚急症等重症高血压发生。较早进行的以舒张期血压（DBP≥90 mmHg）为入选标准的降压治疗试验显示，DBP 每降低 5 mmHg（SBP 降低 10 mmHg）可使脑卒中和缺血性心脏病的风险分别降低 40% 和 14%[72]；稍后进行的单纯收缩期高血压（SBP≥160 mmHg，DBP <90 mmHg）降压治疗试验则显示，SBP 每降低 10 mmHg（DBP 降低 4 mmHg）可使脑卒中和缺血性心脏病的风险分别降低 30% 和 23%[73]。近期的 SBP 强化降压干预试验（SPRINT）、控制糖尿病患者心血管危险行动（ACCORD）研究也显示强化的血压控制对不同年龄组和（或）合并心肾、糖尿病合并症的患者有益[37, 38]。

（2）降压达标的方式：将血压降低到目标水平可以显著降低心脑血管并发症的风险。除高血压急症和亚急症外，对大多数高血压患者而言，应根据病情，在 4 周内或 12 周内将血压逐渐降至目标水平。年轻、病程较短的高血压患者，降压速度可稍快；老年人、病程较长，有合并症且耐受性差的患者，降压速度则可稍慢。FEVER 研究亚组分析提示，用药后 1 个月血压达标者比此后达标者可能进一步降低心血管事件风险。

（3）降压药物治疗的时机：降压药物治疗的时机取决于心血管风险评估水平，在改善生活方式的基础上，血压仍超过 140/90 mmHg 和（或）目标水平的患者应给予药物治疗。高危和很高危的患者，应及时启动降压药物治疗，并对并存的危险因素和合并的临床疾病进行综合治疗；中危患者，可观察数周，评估靶器官损害情况，改善生活方式，如血压仍不达标，则应开始药物治疗；低危患者，则可对患者进行 1～3 个月的观察，密切随诊，尽可能进行诊室外血压监测，评估靶器官损害情况，改善生活方式，如血压仍不达标可开始降压药物治疗。

对初诊高血压患者而言，尤其应遵循这一策略，其评估及监测程序见图 2。

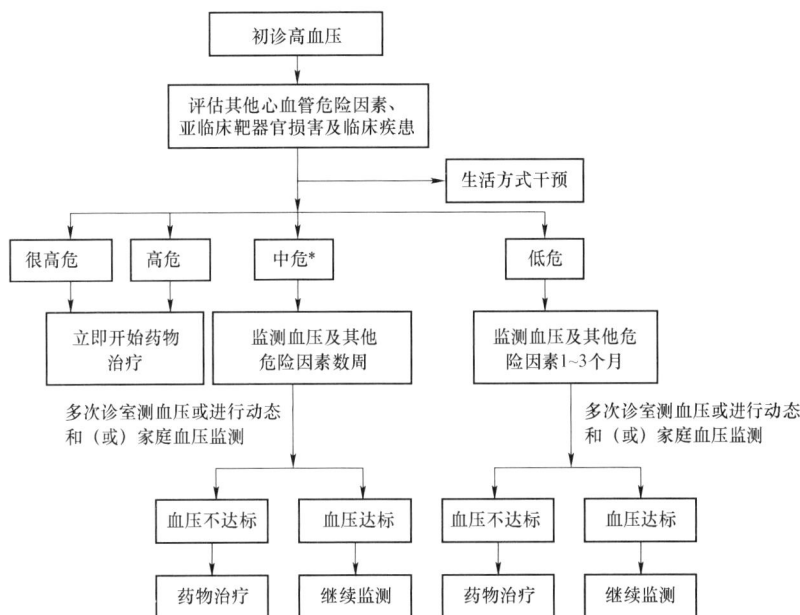

图 2　初诊高血压患者的评估及监测程序

注：动态血压的高血压诊断标准为白昼平均 SBP≥135 mmHg 或 DBP≥85 mmHg，夜间平均 SBP≥
120 mmHg 或 DBP≥70 mmHg 或 24 小时平均 SBP≥130 mmHg 或 DBP≥80 mmHg；家庭血压平均
SBP≥135 mmHg 或 DBP≥85 mmHg。*中危且血压≥160/100mmHg 应立即启动药物治疗

5.3　生活方式干预

要点 5C

● 生活方式干预在任何时候对任何高血压患者（包括正常高值者和需要药物治疗的高血压患者）都是合理、有效的治疗，其目的是降低血压、控制其他危险因素和临床情况。

● 生活方式干预对降低血压和心血管危险的作用肯定[16,74-76]，所有患者都应采用，主要措施包括：

—减少钠盐摄入，每人每日食盐摄入量逐步降至<6 g，增加钾摄入（Ⅰ，B）[75-80]；

—合理膳食，平衡膳食（Ⅰ，A）[81-84]；

—控制体重，使 BMI<24；腰围：男性<90 cm；女性<85 cm（Ⅰ，B）[85-87]；

—不吸烟，彻底戒烟，避免被动吸烟（Ⅰ，C）[88,89]；

—不饮或限制饮酒（Ⅰ，B）[22,90-92]；

—增加运动，中等强度；每周4~7次；每次持续30~60分钟（Ⅰ，A）[93-95]；

—减轻精神压力，保持心理平衡（Ⅱa，C）[96]。

生活方式干预可以降低血压、预防或延迟高血压的发生、降低心血管病风险[97-100]。在本指南中，生活方式干预包括提倡健康生活方式，消除不利于身体和心理健康的行为和习惯。生活方式干预应该连续贯穿高血压治疗全过程，必要时联合药物治疗[101]。具体内容简述如下。

5.3.1　减少钠盐摄入，增加钾摄入

钠盐可显著升高血压以及高血压的发病风险，适度减少钠盐摄入可有效降低血压[76, 80]。钠盐摄入过多和（或）钾摄入不足，以及钾钠摄入比值较低是我国高血压发病的重要危险因素[102, 103]。

我国居民的膳食中 75.8%的钠来自于家庭烹饪用盐，其次为高盐调味品。随着饮食模式的改变，加工食品中的钠盐也将成为重要的钠盐摄入途径[104]。为了预防高血压和降低高血压患者的血压，钠的摄入量减少至 2400 mg/d（6 g 氯化钠）。所有高血压患者均应采取各种措施，限制钠盐摄入量。主要措施包括：①减少烹调用盐及含钠高的调味品（包括味精、酱油）；②避免或减少含钠盐量较高的加工食品，如咸菜、火腿、各类炒货和腌制品；③建议在烹调时尽可能使用定量盐勺，以起到警示的作用。

增加膳食中钾摄入量可降低血压[75]。主要措施为：①增加富钾食物（新鲜蔬菜、水果和豆类）的摄入量；②肾功能良好者可选择低钠富钾替代盐。不建议服用钾补充剂（包括药物）来降低血压。肾功能不全者补钾前应咨询医生。

5.3.2　合理膳食

合理膳食模式可降低人群高血压、心血管疾病的发病风险[81-84]。建议高血压患者和有进展为高血压风险的正常血压者，饮食以水果、蔬菜、低脂奶制品、富含食用纤维的全谷物、植物来源的蛋白质为主，减少饱和脂肪和胆固醇摄入。DASH（Dietary Approaches to Stop Hypertension）饮食富含新鲜蔬菜、水果、低脂（或脱脂）乳制品、禽肉、鱼、大豆和坚果、少糖、含糖饮料和红肉，其饱和脂肪和胆固醇水平低，富含钾镁钙等微量元素、优质蛋白质和纤维素[82]。在高血压患者中，DASH 饮食可分别降低 SBP 11.4 mmHg，DBP 5.5 mmHg[81]，一般人群可降低 SBP 6.74 mmHg，DBP 3.54 mmHg，高血压患者控制热量摄入，血压降幅更大[82]。依从 DASH 饮食能够有效降低冠心病和脑卒中风险[83, 84]。

5.3.3　控制体重

推荐将体重维持在健康范围内（BMI：18.5～23.9 kg/m^2，男性腰围<90 cm，女性<85 cm）[105]。建议所有超重和肥胖患者减重。控制体重，包括控制能量摄入、增加体力活动和行为干预。在膳食平衡基础上减少每日总热量摄入，控制高热量食物（高脂肪食物、含糖饮料和酒类等）的摄入，适当控制碳水化合物的摄入；提倡进行规律的中等强度的有氧运动、减少久坐时间。此外，行为疗法，如建立节食意识、制定用餐计划、记录摄入食物种类和重量、计算热量等，对减轻体重有一定帮助。对于综合生活方式干预减重效果不理想者，推荐使用药物治疗或手术治疗。对特殊人群，如哺乳期妇女和老年人，应视具体情况采用个体化减重措施[106]。减重计划应长期坚持，速度因人而异，不可急于求成。建议将目标定为一年内体重减少初始体重的 5%～10%[107, 108]。

5.3.4　不吸烟

吸烟是一种不健康行为，是心血管病和癌症的主要危险因素之一。被动吸烟显著增加心血管疾病风险[109]。戒烟虽不能降低血压[110]，但戒烟可降低心血管疾病风险[89]。

戒烟的益处十分肯定。因此，医师应强烈建议并督促高血压患者戒烟。询问每位患者每日吸烟数量及吸烟习惯等，并应用清晰、强烈、个性化方式建议其戒烟；评估吸烟者的戒烟

意愿后，帮助吸烟者在 1～2 周的准备期后采用"突然停止法"开始戒烟；指导患者应用戒烟药物对抗戒断症状，如尼古丁贴片、尼古丁咀嚼胶（非处方药）、盐酸安非他酮缓释片和伐尼克兰；对戒烟成功者进行随访和监督，避免复吸。

5.3.5 限制饮酒

过量饮酒显著增加高血压的发病风险，且其风险随着饮酒量的增加而增加，限制饮酒可使血压降低。建议高血压患者不饮酒。如饮酒，则应少量并选择低度酒，避免饮用高度烈性酒。每日酒精摄入量男性不超过 25 g，女性不超过 15 g；每周酒精摄入量男性不超过 140 g，女性不超过 80 g[111]。白酒、葡萄酒、啤酒摄入量分别少于 50 ml、100 ml、300 ml[22]。

5.3.6 增加运动

运动可以改善血压水平。有氧运动平均降低 SBP 3.84 mmHg，DBP 2.58 mmHg[95]。队列研究发现，高血压患者定期锻炼可降低心血管死亡和全因死亡风险[94]。因此，建议非高血压人群（为降低高血压发生风险）或高血压患者（为了降低血压），除日常生活的活动外，每周 4～7 天，每天累计 30～60 分钟的中等强度运动（如步行、慢跑、骑自行车、游泳等）[112]。运动形式可采取有氧、阻抗和伸展等[95]。以有氧运动为主，无氧运动作为补充。运动强度须因人而异，常用运动时最大心率来评估运动强度，中等强度运动为能达到最大心率【最大心率（次/分钟）=220–年龄】的 60%～70% 的运动。高危患者运动前需进行评估。

5.3.7 减轻精神压力，保持心理平衡

精神紧张可激活交感神经从而使血压升高[24, 25]。精神压力增加的主要原因包括过度的工作和生活压力以及病态心理，包括抑郁症、焦虑症、A 型性格、社会孤立和缺乏社会支持等。医生应该对高血压患者进行压力管理，指导患者进行个体化认知行为干预。必要情况下采取心理治疗联合药物治疗缓解焦虑和精神压力，主要适用于焦虑障碍的药物包括苯二氮䓬类（阿普唑仑、劳拉西泮）和选择性 5-羟色胺 1A 受体激动剂（丁螺环酮、坦度螺酮）。也可建议患者到专业医疗机构就诊，避免由于精神压力导致的血压波动。

5.4 高血压的药物治疗

要点 5D：降压药应用的基本原则

● 常用的五大类降压药物均可作为初始治疗用药，建议根据特殊人群的类型、合并症选择针对性的药物，进行个体化治疗。

● 应根据血压水平和心血管风险选择初始单药或联合治疗。

● 一般患者采用常规剂量；老年人及高龄老年人初始治疗时通常应采用较小的有效治疗剂量。根据需要，可考虑逐渐增加至足剂量[70, 113-116]。

● 优先使用长效降压药物，以有效控制 24 小时血压，更有效预防心脑血管并发症发生[40, 117-121]。

● 对血压 ≥160/100 mmHg、高于目标血压 20/10 mmHg 的高危患者，或单药治疗未达标的高血压患者应进行联合降压治疗（Ⅰ，C），包括自由联合或单片复方制剂[71]。

● 对血压 ≥140/90 mmHg 的患者，也可起始小剂量联合治疗（Ⅰ，C）[67, 122-125]。

5.4.1　降压治疗的临床试验证据

自 20 世纪 50 年代以来，在全世界范围内进行的以心脑血管并发症为主要研究目标的随机对照的降压治疗临床试验为高血压的治疗与管理建立了理论基础。

这些临床试验可分为 4 种类型。

（1）较早期的降压治疗试验，主要研究降压治疗与安慰剂或不治疗对比，显示降压治疗可以显著降低各种类型的高血压患者发生心脑血管并发症的风险[71, 72]。这些研究成为治疗与管理各种类型的高血压最重要的理论基础。

（2）不同种类的药物之间进行对比的临床试验，主要探讨较新的降压药物如钙通道阻滞剂（CCB）、血管紧张素转化酶抑制剂（ACEI）、血管紧张素受体拮抗剂（ARB）等与传统的降压药物如噻嗪类利尿剂、β 受体阻滞剂等相比，结果显示降低血压是这些降压药物减少心脑血管并发症的最主要原因[126, 127]。药物之间的差别总体很小，但就特定并发症而言仍有差别，不同联合治疗试验结果也有差异。

（3）选择高血压患者作为研究对象的研究，通过对比强化与非强化的血压管理，寻找最佳降压治疗目标血压[37, 38, 128]。

（4）选择高或中等心血管风险患者作为研究对象的研究，结果提示，在达到 140/90 mmHg 以下的目标水平后，进一步降低血压应坚持个体化原则，应充分考虑患者的疾病特征以及降压治疗方案的组成及其实施方法。

我国也独立完成了一系列降压治疗临床试验，并为多个国际多中心临床试验做出贡献。较早进行的中国老年收缩期降压治疗临床试验（Syst-China）[39, 129]以及上海（STONE）[130]和成都（CNIT）[131]硝苯地平降压治疗等临床试验均证实，以尼群地平、硝苯地平等 CCB 为基础的积极降压治疗方案可显著降低我国高血压患者脑卒中的发生与死亡率。在此基础上，非洛地平降低并发症研究（FEVER）显示，氢氯噻嗪加非洛地平与单用氢氯噻嗪相比，尽管加用非洛地平组血压只进一步降低了 4/2 mmHg，但致死与非致死性脑卒中的发生降低了 27%[42]。进一步进行 FEVER 试验事后分析发现，治疗后平均血压水平低于 120/70 mmHg 时，脑卒中、心脏事件和总死亡危险最低[66]。老年患者中 SBP<140 mmHg 较更高的血压治疗组获益更为明显。CHIEF 研究阶段报告表明，初始用小剂量氨氯地平与替米沙坦或复方阿米洛利联合治疗，可明显降低高血压患者的血压水平，高血压的控制率可达 80% 左右，提示以钙通道阻滞剂为基础的联合治疗方案是我国高血压患者的优化降压方案之一[122]。

我国独立完成的脑卒中后降压治疗研究（PATS）是国际上第一个较大规模的安慰剂对照的脑卒中后二级预防降压治疗临床实验，结果表明，吲达帕胺（2.5 mg/d）治疗组与安慰剂组相比，血压降低了 5/2 mmHg，脑卒中的发生率降低了 29%[132, 133]。此后，我国还参加的国际合作脑卒中后降压治疗预防再发研究（PROGRESS）结果表明，培哚普利加吲达帕胺或单药治疗降低脑卒中再发危险 28%，培哚普利加吲达帕胺联合降压效果优于单用培哚普利[134]；亚组分析的结果显示，中国与日本等亚洲研究对象脑卒中风险下降的幅度更大[135]；事后分析的结果显示，治疗后平均血压最低降至 112/72 mmHg 仍未见到 J 型曲线[136]。我国所入选的 1520 例患者进一步进行了随访观察，平均 6 年随访的数据证实，降压治疗显著降低脑卒中再发危险，总死亡以及心肌梗死的危险也呈下降趋势[137]。

我国学者也参加了高龄老年高血压治疗研究（HYVET）[70]、降压降糖治疗 2 型糖尿病预防血管事件的研究（ADVANCE）[124]以及心脏结局预防评估（HOPE-3）[67]等三个国际多中心临床试验研究。HYVET 研究结果显示，在 SBP 160 mmHg 以上的高龄老年（≥80 岁）高血压患者中进行降压治疗，采用吲哒帕胺缓释片将 SBP 降低到 150 mmHg，与安慰剂相比，可减少脑卒中与死亡危险[70]。ADVANCE 研究结果则显示，在糖尿病患者中采用低剂量培哚普利/吲哒帕胺复方制剂进行降压治疗，与常规降压治疗相比，将血压降低 5.6/2.2 mmHg，降低到平均 135/75 mmHg，可降低大血管和微血管联合终点事件 9%[124]。

HOPE-3 研究结果则显示，坎地沙坦/氢氯噻嗪复方制剂降压治疗与安慰剂相比降低 SBP/DBP 6/3 mmHg。SBP 在 143.5 mmHg 以上，降压治疗组心血管风险显著低于安慰剂组。在 SBP 低于 131.5 mmHg 的患者中，积极降压治疗组心血管风险并未下降[67]。在美国高血压患者人群中进行的 SPRINT 研究入选高血压患者，进行强化降压治疗临床试验，使用多种降压治疗药物，将平均 SBP 降低至 121 mmHg，与降低至 133 mmHg 相比，显著降低了各种心脑血管并发症的发生率，特别是心力衰竭的发生风险[38]。

高同型半胱氨酸血症与脑卒中风险呈正相关[138-140]。我国进行的多种维生素治疗试验[141]、叶酸治疗试验荟萃分析[142]以及中国脑卒中一级预防研究（CSPPT）[41, 143, 144]均显示，补充叶酸可降低血浆同型半胱氨酸浓度，降低脑卒中风险。但补充叶酸预防脑卒中的作用，仍需要在伴高同型半胱氨酸的高血压患者中进行多中心临床试验，进一步进行验证。

5.4.2　降压药应用基本原则

（1）起始剂量：一般患者采用常规剂量；老年人及高龄老年人初始治疗时通常应采用较小的有效治疗剂量。根据需要，可考虑逐渐增加至足剂量[71, 113-116]。

（2）长效降压药物：优先使用长效降压药物，以有效控制 24 小时血压，更有效预防心脑血管并发症发生[40, 117-121]。如使用中、短效制剂，则需每天 2~3 次给药，以达到平稳控制血压。

（3）联合治疗：对血压≥160/100 mmHg、高于目标血压 20/10 mmHg 的高危患者，或单药治疗未达标的高血压患者应进行联合降压治疗，包括自由联合或单片复方制剂[71]。对血压≥140/90 mmHg 的患者，也可起始小剂量联合治疗[67, 122-125]。

（4）个体化治疗：根据患者合并症的不同和药物疗效及耐受性，以及患者个人意愿或长期承受能力，选择适合患者个体的降压药物。

（5）药物经济学：高血压是终生治疗，需要考虑成本/效益。

5.4.3　常用降压药物的种类和作用特点

常用降压药物包括钙通道阻滞剂（CCB）、血管紧张素转化酶抑制剂（ACEI）、血管紧张素受体拮抗剂 ARB、利尿剂和 β 受体阻滞剂五类，以及由上述药物组成的固定配比复方制剂。本指南建议五大类降压药物均可作为初始和维持用药的选择，应根据患者的危险因素、亚临床靶器官损害以及合并临床疾病情况，合理使用药物，优先选择某类降压药物[145, 146]（表 6~表 9）。这些临床情况可称为强适应证（表 8）。此外，α 受体阻滞剂或其他种类降压药有时亦可应用于某些高血压人群。

表6　常用的各种降压药

口服降压药物	每天剂量（mg） （起始剂量~足量）	每天服药次数	主要不良反应
二氢吡啶类 CCB			踝部水肿，头痛，潮红
硝苯地平	10~30	2~3	
硝苯地平缓释片	10~80	2	
硝苯地平控释片	30~60	1	
氨氯地平	2.5~10	1	
左旋氨氯地平	2.5~5	1	
非洛地平	2.5~10	2	
非洛地平缓释片	2.5~10	1	
拉西地平	4~8	1	
尼卡地平	40~80	2	
尼群地平	20~60	2~3	
贝尼地平	4~8	1	
乐卡地平	10~20	1	
马尼地平	5~20	1	
西尼地平	5~10	1	
巴尼地平	10~15	1	
非二氢吡啶类 CCB			房室传导阻滞，心功能抑制
维拉帕米	80~480	2~3	
维拉帕米缓释片	120~480	1~2	
地尔硫䓬胶囊	90~360	1~2	
噻嗪类利尿剂			血钾降低，血钠降低，血尿酸升高
氢氯噻嗪	6.25~25	1	
氯噻酮	12.5~25	1	
吲哒帕胺	0.625~2.5	1	
吲哒帕胺缓释片	1.5	1	
襻利尿剂			血钾减低
呋塞米	20~80	1~2	
托拉塞米	5~10	1	
保钾利尿剂			血钾增高
阿米洛利	5~10	1~2	
氨苯蝶啶	25~100	1~2	
醛固酮受体拮抗剂			
螺内酯	20~60	1~3	血钾增高，男性乳房发育，血钾增高
依普利酮	50~100	1~2	
β 受体阻滞剂			支气管痉挛，心功能抑制
比索洛尔	2.5~10	1	

口服降压药物	每天剂量（mg）（起始剂量～足量）	每天服药次数	主要不良反应
美托洛尔平片	50～100	2	
美托洛尔缓释片	47.5～190	1	
阿替洛尔	12.5～50	1～2	
普萘洛尔	20～90	2～3	
倍他洛尔	5～20	1	
α、β受体阻滞剂			体位性低血压，支气管痉挛
拉贝洛尔	200～600	2	
卡维地洛	12.5～50	2	
阿罗洛尔	10～20	1～2	
ACEI			咳嗽，血钾升高，血管神经性水肿
卡托普利	25～300	2～3	
依那普利	2.5～40	2	
贝那普利	5～40	1～2	
赖诺普利	2.5～40	1	
雷米普利	1.25～20	1	
福辛普利	10～40	1	
西拉普利	1.25～5	1	
培哚普利	4～8	1	
咪哒普利	2.5～10	1	
ARB			血钾升高，血管性神经水肿（罕见）
氯沙坦	25～100	1	
缬沙坦	80～160	1	
厄贝沙坦	150～300	1	
替米沙坦	20～80	1	
坎地沙坦	4～32	1	
奥美沙坦	20～40	1	
阿利沙坦酯	240	1	
α受体阻滞剂			体位性低血压
多沙唑嗪	1～16	1	
哌唑嗪	1～10	2～3	
特拉唑嗪	1～20	1～2	
中枢作用药物			
利血平	0.05～0.25	1	鼻充血，抑郁，心动过缓，消化性溃疡
可乐定	0.1～0.8	2～3	低血压，口干，嗜睡
可乐定贴片	0.25	1/周	皮肤过敏
甲基多巴	250～1000	2～3	肝功能损害，免疫失调
直接血管扩张药			
米诺地尔[a]	5～100	1	多毛症
肼屈嗪[b]	25～100	2	狼疮综合征
肾素抑制剂			
阿利吉仑	150-300	1	腹泻，高血钾

注：ACEI：血管紧张素转换酶抑制剂；ARB：血管紧张素Ⅱ受体阻滞剂；[a]：欧美国家上市，中国未上市；[b]：中国已批准注册

表 7　单片复方制剂

主要组分与每片剂量	每天服药片数	每天服药次数	主要不良反应
氯沙坦钾/氢氯噻嗪			
氯沙坦钾 50 mg/氢氯噻嗪 12.5 mg	1 片	1	偶见血管神经性水肿，血钾异常
氯沙坦钾 100 mg/氢氯噻嗪 12.5 mg	1 片	1	
氯沙坦钾 100 mg/氢氯噻嗪 25 mg	1 片	1	
缬沙坦/氢氯噻嗪			
缬沙坦 80 mg/氢氯噻嗪 12.5 mg	1～2 片	1	偶见血管神经性水肿，血钾异常
厄贝沙坦/氢氯噻嗪			
厄贝沙坦 150 mg/氢氯噻嗪 12.5 mg	1 片	1	偶见血管神经性水肿，血钾异常
替米沙坦/氢氯噻嗪			
替米沙坦 40 mg/氢氯噻嗪 12.5 mg	1 片	1	偶见血管神经性水肿，血钾异常
替米沙坦 80 mg/氢氯噻嗪 12.5 mg	1 片	1	
奥美沙坦/氢氯噻嗪			
奥美沙坦 20 mg/氢氯噻嗪 12.5 mg	1 片	1	偶见血管神经性水肿，血钾异常
卡托普利/氢氯噻嗪			
卡托普利 10 mg/氢氯噻嗪 6 mg	1～2 片	1～2	咳嗽，偶见血管神经性水肿，血钾异常
赖诺普利/氢氯噻嗪片			
赖诺普利 10 mg/氢氯噻嗪 12.5 mg	1 片	1	咳嗽，偶见血管神经性水肿，血钾异常
复方依那普利片			
依那普利 5 mg/氢氯噻嗪 12.5 mg	1 片	1	咳嗽，偶见血管神经性水肿，血钾异常
贝那普利/氢氯噻嗪			
贝那普利 10 mg/氢氯噻嗪 12.5 mg	1 片	1	咳嗽，偶见血管神经性水肿，血钾异常
培哚普利/吲达帕胺			
培哚普利 4 mg/吲达帕胺 1.25 mg	1 片	1	咳嗽，偶见血管神经性水肿，血钾异常
培哚普利/氨氯地平			
精氨酸培哚普利 10mg/苯磺酸氨氯地平 5mg	1 片	1	头晕，头痛，咳嗽
氨氯地平/缬沙坦			
氨氯地平 5 mg/缬沙坦 80 mg	1 片	1	头痛，踝部水肿，偶见血管神经性水肿
氨氯地平/替米沙坦			
氨氯地平 5 mg/替米沙坦 80 mg	1 片	1	头痛，踝部水肿，偶见血管神经性水肿
氨氯地平/贝那普利			
氨氯地平 5 mg/贝那普利 10 mg	1 片	1	头痛，踝部水肿，偶见血管神经性水肿
氨氯地平 2.5 mg/贝那普利 10 mg	1 片	1	头痛，踝部水肿，偶见血管神经性水肿
复方阿米洛利			
阿米洛利 2.5 mg/氢氯噻嗪 25 mg	1 片	1	血钾异常，尿酸升高
尼群地平/阿替洛尔			
尼群地平 10 mg/阿替洛尔 20 mg	1 片	1～2	头痛，踝部水肿，支气管痉挛，心动过缓
尼群地平 5 mg/阿替洛尔 10 mg	1～2 片	1～2	
复方利血平片			
利血平 0.032 mg/氢氯噻嗪 3.1 mg/双肼屈嗪 4.2 mg/异丙嗪 2.1 mg	1～3 片	2～3	消化性溃疡；困倦
复方利血平氨苯蝶啶片			
利血平 0.1 mg/氨苯蝶啶 12.5 mg/氢氯噻嗪 12.5 mg/双肼屈嗪 12.5 mg	1～2 片	1	消化性溃疡，头痛

主要组分与每片剂量	每天服药片数	每天服药次数	主要不良反应
珍菊降压片 可乐定 0.03 mg/氢氯噻嗪 5 mg	1~3 片	2~3	低血压；血钾异常
依那普利/叶酸片 依那普利 10 mg/叶酸 0.8 mg	1~2 片	1~2	咳嗽，恶心，偶见血管神经性水肿，头痛，踝部水肿，肌肉疼痛
氨氯地平/阿托伐他汀 氨氯地平 5 mg/阿托伐他汀 10 mg	1 片	1	转氨酶升高
坎地沙坦酯/氢氯噻嗪 坎地沙坦酯 16mg/氢氯噻嗪 12.5mg	1 片	1	上呼吸道感染；背痛；血钾异常

注：降压药使用方法详见国家药品监督管理局批准的有关药物的说明书

（1）CCB：主要通过阻断血管平滑肌细胞上的钙离子通道发挥扩张血管降低血压的作用。包括二氢吡啶类 CCB 和非二氢吡啶类 CCB。我国以往完成的较大样本的降压治疗临床试验多以二氢吡啶类 CCB 为研究用药，并证实以二氢吡啶类 CCB 为基础的降压治疗方案可显著降低高血压患者脑卒中风险[147-150]。二氢吡啶类 CCB 可与其他 4 类药联合应用，尤其适用于老年高血压、单纯收缩期高血压、伴稳定性心绞痛、冠状动脉或颈动脉粥样硬化及周围血管病患者[151]。常见不良反应包括反射性交感神经激活导致心跳加快、面部潮红、脚踝部水肿、牙龈增生等。二氢吡啶类 CCB 没有绝对禁忌证，但心动过速与心力衰竭患者应慎用。急性冠状动脉综合征患者一般不推荐使用短效硝苯地平。

临床上常用的非二氢吡啶类 CCB，也可用于降压治疗，常见不良反应包括抑制心脏收缩功能和传导功能，二度至三度房室阻滞；心力衰竭患者禁忌使用，有时也会出现牙龈增生。因此，在使用非二氢吡啶类 CCB 前应详细询问病史，进行心电图检查，并在用药 2~6 周内复查。

（2）ACEI：作用机制是抑制血管紧张素转换酶，阻断肾素血管紧张素 II 的生成，抑制激肽酶的降解而发挥降压作用。在欧美国家人群中进行了大量的大规模临床试验，结果显示此类药物对于高血压患者具有良好的靶器官保护和心血管终点事件预防作用[69, 152, 153]。ACEI 降压作用明确，对糖脂代谢无不良影响。限盐或加用利尿剂可增加 ACEI 的降压效应。尤其适用于伴慢性心力衰竭、心肌梗死后心功能不全、心房颤动预防、糖尿病肾病、非糖尿病肾病、代谢综合征、蛋白尿或微量白蛋白尿患者。最常见不良反应为干咳，多见于用药初期，症状较轻者可坚持服药，不能耐受者可改用 ARB。其他不良反应有低血压、皮疹，偶见血管神经性水肿及味觉障碍。长期应用有可能导致血钾升高，应定期监测血钾和血肌酐水平。禁忌证为双侧肾动脉狭窄、高钾血症及妊娠妇女。

（3）ARB：作用机制是阻断血管紧张素 II 1 型受体而发挥降压作用。在欧美国家进行了大量较大规模的临床试验研究，结果显示，ARB 可降低有心血管病史（冠心病、脑卒中、外周动脉病）的患者心血管并发症的发生率[154]和高血压患者心血管事件风险[155]，降低糖尿病或肾病患者的蛋白尿及微量白蛋白尿[114, 116]。ARB 尤其适用于伴左心室肥厚、心力衰竭、糖尿病肾病、冠心病、代谢综合征、微量白蛋白尿或蛋白尿患者以及不能耐受 ACEI 的患者，并可预防心房颤动[156, 157]。不良反应少见，偶有腹泻，长期应用可升高血钾，应注意监测血钾及肌酐水平变化。双侧肾动脉狭窄、妊娠妇女、高钾血症者禁用。

（4）利尿剂：主要通过利钠排尿、降低容量负荷而发挥降压作用。用于控制血压的利尿剂主要是噻嗪类利尿剂，分为噻嗪型利尿剂和噻嗪样利尿剂两种，前者包括氢氯噻嗪和苄氟噻嗪等，后者包括氯噻酮和吲达帕胺等。在我国，常用的噻嗪类利尿剂主要是氢氯噻嗪和吲哒帕胺。PATS 研究[132]证实吲哒帕胺治疗可明显减少脑卒中再发风险。小剂量噻嗪类利尿剂（如氢氯噻嗪 6.25～25 mg）对代谢影响很小，与其他降压药（尤其 ACEI 或 ARB）合用可显著增加后者的降压作用。此类药物尤其适用于老年高血压、单纯收缩期高血压或伴心力衰竭患者，也是难治性高血压的基础药物之一[158]。其不良反应与剂量密切相关，故通常应采用小剂量。噻嗪类利尿剂可引起低血钾，长期应用者应定期监测血钾，并适量补钾，痛风者禁用。对高尿酸血症以及明显肾功能不全者慎用，后者如需使用利尿剂，应使用襻利尿剂，如呋塞米等。

保钾利尿剂如阿米洛利、醛固酮受体拮抗剂如螺内酯等也可用于控制难治性高血压。在利钠排尿的同时不增加钾的排出，与其他具有保钾作用的降压药如 ACEI 或 ARB 合用时需注意发生高钾血症的危险。螺内酯长期应用有可能导致男性乳房发育等不良反应。

（5）β 受体阻滞剂：主要通过抑制过度激活的交感神经活性、抑制心肌收缩力、减慢心率发挥降压作用。高选择性 $β_1$ 受体阻滞剂对 $β_1$ 受体有较高选择性，因阻断 $β_2$ 受体而产生的不良反应较少，既可降低血压，也可保护靶器官、降低心血管事件风险[159, 160]。β 受体阻滞剂尤其适用于伴快速性心律失常、冠心病、慢性心力衰竭[161, 162]、交感神经活性增高以及高动力状态的高血压患者。常见的不良反应有疲乏、肢体冷感、激动不安、胃肠不适等，还可能影响糖、脂代谢。二/三度房室传导阻滞、哮喘患者禁用。慢性阻塞型肺病、运动员、周围血管病或糖耐量异常者慎用。糖脂代谢异常时一般不首选 β 受体阻滞剂，必要时也可慎重选用高选择性 β 受体阻滞剂。长期应用者突然停药可发生反跳现象，即原有的症状加重或出现新的表现，较常见有血压反跳性升高，伴头痛、焦虑等，称之为撤药综合征。

（6）α 受体阻滞剂：不作为高血压治疗的首选药，适用于高血压伴前列腺增生患者，也用于难治性高血压患者的治疗[163]。开始给药应在入睡前，以预防体位性低血压发生，使用中注意测量坐、立位血压，最好使用控释制剂。体位性低血压者禁用。心力衰竭者慎用。

（7）肾素抑制剂：作用机制是直接抑制肾素，继而减少血管紧张素 Ⅱ 的产生，可显著降低高血压患者的血压水平[164-167]。其他作用也可能有助于降低血压和保护组织，如：降低血浆肾素活性，阻断肾素/肾素原受体，减少细胞内血管紧张素 Ⅱ 的产生。这类药物耐受性良好。最常见的不良反应为皮疹，腹泻。

表 8　常用降压药的强适应证

适应证	CCB	ACEI	ARB	利尿剂	β 受体阻滞剂
左心室肥厚	+	+	+	±	±
稳定性冠心病	+	+a	+a	-	+
心肌梗死后	-b	+	+	+c	+
心力衰竭	-e	+	+	+	+
心房颤动预防	-	+	+	-	-

续表

适应证	CCB	ACEI	ARB	利尿剂	β 受体阻滞剂
脑血管病	+	+	+	+	±
颈动脉内中膜增厚	+	±	±	-	-
蛋白尿/微量白蛋白尿	-	+	+	-	-
肾功能不全	±	+	+	+[d]	-
老年	+	+	+	+	±
糖尿病	±	+	+	±	-
血脂异常	±	+	+	-	-

注：CCB：二氢吡啶类钙通道阻滞剂；ACEI：血管紧张素转换酶抑制剂；ARB：血管紧张素 Ⅱ 受体阻滞剂；+：适用；—：证据不足或不适用；±：可能适用；a：冠心病二级预防；b：对伴心肌梗死病史者可用长效 CCB 控制高血压；c：螺内酯；d：eGFR<30 ml/min 时应选用襻利尿剂；e：氨氯地平和非洛地平可用

表9　常用降压药种类的临床选择

分类	适应证	禁忌证	
		绝对禁忌证	相对禁忌证
二氢吡啶类 CCB	老年高血压 周围血管病 单纯收缩期高血压 稳定性心绞痛 颈动脉粥样硬化 冠状动脉粥样硬化	无	快速型心律失常 心力衰竭
非二氢吡啶类 CCB	心绞痛 颈动脉粥样硬化 室上性快速心律失常	二度至三度房室传导阻滞 心力衰竭	
ACEI	心力衰竭 冠心病 左室肥厚 左心室功能不全 心房颤动预防 颈动脉粥样硬化 非糖尿病肾病 糖尿病肾病 蛋白尿/微量白蛋白尿 代谢综合征	妊娠 高血钾 双侧肾动脉狭窄	
ARB	糖尿病肾病 蛋白尿/微量白蛋白尿 冠心病 心力衰竭 左心室肥厚 心房颤动预防 ACEI 引起的咳嗽 代谢综合征	妊娠 高血钾 双侧肾动脉狭窄	
噻嗪类利尿剂	心力衰竭 老年高血压 高龄老年高血压 单纯收缩期高血压	痛风	妊娠
襻利尿剂	肾功能不全 心力衰竭		
醛固酮拮抗剂	心力衰竭 心肌梗死后	肾衰竭 高血钾	

续表

分类	适应证	禁忌证	
		绝对禁忌证	相对禁忌证
β 受体阻滞剂	心绞痛 心肌梗死后 快速性心律失常 慢性心力衰竭	二度至三度心脏传导阻滞 哮喘	慢性阻塞性肺病 周围血管病 糖耐量低减 运动员
α 受体阻滞剂	前列腺增生 高脂血症	体位性低血压	心力衰竭

注：ACEI：血管紧张素转换酶抑制剂；ARB：血管紧张素Ⅱ受体阻滞剂；CCB：钙通道阻滞剂

5.4.4 降压药的联合应用

联合应用降压药物已成为降压治疗的基本方法[168]。为了达到目标血压水平，大部分高血压患者需要使用 2 种或 2 种以上降压药物。

（1）联合用药的适应证：血压≥160/100 mmHg 或高于目标血压 20/10 mmHg 的高危人群，往往初始治疗即需要应用 2 种降压药物。如血压超过 140/90 mmHg，也可考虑初始小剂量联合降压药物治疗。如仍不能达到目标血压，可在原药基础上加量，或可能需要 3 种甚至 4 种以上降压药物。CHIEF 研究表明，初始联合治疗对国人心血管中高危的中老年高血压患者有良好的降压作用，明显提高血压控制率[122]。

（2）联合用药的方法：两药联合时，降压作用机制应具有互补性，同时具有相加的降压作用，并可互相抵消或减轻不良反应。例如，在应用 ACEI 或 ARB 基础上加用小剂量噻嗪类利尿剂，降压效果可以达到甚至超过将原有的 ACEI 或 ARB 剂量倍增的降压幅度。同样加用二氢吡啶类 CCB 也有相似效果。

（3）联合用药方案（图 3）

1）ACEI 或 ARB+噻嗪类利尿剂：ACEI 和 ARB 可使血钾水平略有上升，能拮抗噻嗪类利尿剂长期应用所致的低血钾等不良反应。ACEI 或 ARB+噻嗪类利尿剂合用有协同作用，有利于改善降压效果。

2）二氢吡啶类 CCB+ACEI 或 ARB：CCB 具有直接扩张动脉的作用，ACEI 或 ARB 既扩张动脉、又扩张静脉，故两药合用有协同降压作用。二氢吡啶类 CCB 常见的不良反应为踝部水肿，可被 ACEI 或 ARB 减轻或抵消。CHIEF 研究[122]表明，小剂量长效二氢吡啶类 CCB+ARB 用于初始治疗高血压患者，可明显提高血压控制率。此外，ACEI 或 ARB 也可部分阻断 CCB 所致反射性交感神经张力增加和心率加快的不良反应。

3）二氢吡啶类 CCB+噻嗪类利尿剂：FEVER 研究[40]证实，二氢吡啶类 CCB+噻嗪类利尿剂治疗，可降低高血压患者脑卒中发生的风险。

4）二氢吡啶类 CCB+β 受体阻滞剂：CCB 具有扩张血管和轻度增加心率的作用，恰好抵消 β 受体阻滞剂的缩血管及减慢心率的作用。两药联合可使不良反应减轻。

我国临床主要推荐应用的优化联合治疗方案是：二氢吡啶类 CCB+ARB；二氢吡啶类 CCB+ACEI；ARB+噻嗪类利尿剂；ACEI+噻嗪类利尿剂；二氢吡啶类 CCB+噻嗪类利尿剂；二氢吡啶类 CCB+β 受体阻滞剂。

可以考虑使用的联合治疗方案是：利尿剂+β受体阻滞剂；α受体阻滞剂+β受体阻滞剂；二氢吡啶类CCB+保钾利尿剂；噻嗪类利尿剂+保钾利尿剂。

不常规推荐但必要时可慎用的联合治疗方案是：ACEI+β受体阻滞剂；ARB+β受体阻滞剂；ACEI+ARB；中枢作用药+β受体阻滞剂。

多种药物的合用：①三药联合的方案：在上述各种两药联合方式中加上另一种降压药物便构成三药联合方案，其中二氢吡啶类CCB+ACEI（或ARB）+噻嗪类利尿剂组成的联合方案最为常用。②四种药联合的方案：主要适用于难治性高血压患者，可以在上述三药联合基础上加用第4种药物如β受体阻滞剂、醛固酮受体拮抗剂、氨苯蝶啶、可乐定或α受体阻滞剂等。

（4）单片复方制剂（SPC）：是常用的一组高血压联合治疗药物。通常由不同作用机制的两种或两种以上的降压药组成[169]。与随机组方的降压联合治疗相比，其优点是使用方便，可改善治疗的依从性及疗效，是联合治疗的新趋势。应用时注意其相应组成成分的禁忌证或可能的不良反应。

我国传统的单片复方制剂：包括复方利血平（复方降压片）、复方利血平氨苯蝶啶片、珍菊降压片等，以当时常用的利血平、氢氯噻嗪、盐酸双屈嗪或可乐定为主要成分。此类复方制剂目前仍在基层较广泛使用，尤以长效的复方利血平氨苯蝶啶片为著。

新型的单片复方制剂：一般由不同作用机制的两种药物组成，多数每天口服1次，使用方便，可改善依从性。目前我国上市的新型的单片复方制剂主要包括：ACEI+噻嗪类利尿剂，ARB+噻嗪类利尿剂；二氢吡啶类CCB+ARB，二氢吡啶类CCB+ACEI，二氢吡啶类CCB+β受体阻滞剂，噻嗪类利尿剂+保钾利尿剂等。

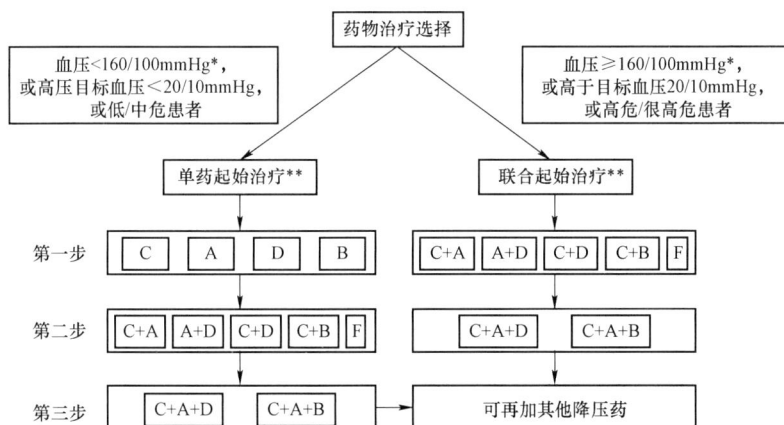

图3 选择单药或联合降压治疗流程图

注：A：ACEI或ARB；B：β受体阻滞剂；C：二氢吡啶类CCB；D：噻嗪类利尿剂；F：固定复方制剂
*对血压≥140/90mmHg的高血压患者，也可起始小剂量联合治疗；**包括剂量递增到足剂量。

5.5 器械干预进展

要点5E
● 鉴于目前有关去肾神经术治疗难治性高血压的疗效和安全性方面的证据仍不充足，因此该方法仍处于临床研究阶段，不适合临床广泛推广。

去肾神经术（RDN）是一种新兴技术。尽管 SYMPLICITY HTN-3 研究是一个阴性结果，但并不能因此就否定 RDN 疗法。该研究给我们提出很多临床研究上需要重视的问题，比如患者筛选标准、手术医师技术水平、RDN 仪器改进和提高等[170]，近年来 RDN 的新器械在不断发展，有望能更可靠地阻断肾神经[171]。SPYRAL HTN-OFF MED 研究和 SPYRAL HTN-ON MED 研究的结果表明 RDN 可以安全有效治疗未用药高血压或轻中度高血压[172, 173]。鉴于目前有关 RDN 治疗难治性高血压的疗效和安全性方面的证据仍不充足，因此该方法仍处于临床研究阶段。

其他一些器械降压治疗方法，如：压力感受性反射激活疗法[174]、髂动静脉吻合术[175]、颈动脉体化学感受器消融、深部脑刺激术（deep brain stimulation，DBS）和减慢呼吸治疗等也在研究中，安全性和有效性仍不明确，是否有临床应用前景尚不清楚。

5.6 相关危险因素的处理

5.6.1 调脂治疗

> **要点 5F**
> ● 高血压伴血脂异常的患者，应在治疗性生活方式改变的基础上，积极降压治疗以及适度降脂治疗。
> ● 对 ASCVD 风险低中危患者，当严格实施生活方式干预 6 个月后，血脂水平不能达到目标值者，则考虑药物降脂治疗。
> ● 对 ASCVD 风险中危以上的高血压患者，应立即启动他汀治疗。采用中等强度他汀类治疗（Ⅰ，A），必要时采用联合降胆固醇药物治疗[175]。

高血压和血脂异常均为动脉粥样硬化性心脑血管疾病的重要危险因素，高血压伴有血脂异常显著增加心血管病事件发生的风险。《中国成人血脂异常防治指南（2016 年修订版）》[176]首次明确了中国动脉粥样硬化性心血管病（ASCVD）一级预防人群的理想胆固醇水平为 LDL-C<2.6 mmol/L（非 HDL-C<3.4 mmol/L）。

大量随机对照临床试验（包括我国完成的 CCSPS 研究[176-184]）均表明，他汀类药物降脂治疗能显著降低高血压合并血脂异常患者的全因死亡率及心血管事件的风险，并提示低-中等强度他汀用于高血压合并血脂异常患者的一级预防安全有效。然而，作为心血管事件一级预防策略，并非所有的高血压患者均需接受他汀类药物治疗。已有的数据分析显示[185, 186]，低中强度他汀治疗能显著降低包括高血压患者在内的中危或高危心血管疾病患者的心血管风险，且安全性和耐受性良好。

在下列情况下，高血压患者应考虑应用他汀类药物：高血压合并≥1 种代谢性危险因素，或伴靶器官损害，应使用他汀类药物作为心血管疾病的一级预防；高血压合并临床疾病（包括心、脑、肾、血管等）应使用他汀类作为二级预防。高血压患者应用他汀类药物作为一级预防，可采用低强度他汀，如合并多重危险因素（≥3 个）或靶器官损害较严重，可采用中等强度他汀。高血压患者应用他汀类药物作为二级预防，初始治疗采取中等强度他汀，必要时采用高强度他汀或他汀联合其他降脂药物治疗（特异性肠道胆固醇吸收抑制剂）。

高血压伴血脂异常的患者，其降脂治疗按《中国成人血脂异常防治指南（2016 年修订版）》处理。

5.6.2 抗血小板治疗

> **要点 5G**
> ● 高血压伴有缺血性心脑血管病的患者，推荐进行抗血小板治疗（Ⅰ，A）[187, 188]。

抗血小板治疗在心脑血管疾病二级预防中的作用已被大量临床研究证实，可有效降低心血管事件风险 19%～25%，其中非致死性心肌梗死下降 1/3，非致死性脑卒中下降 1/4，致死性血管事件下降 1/6[189, 190]。下列高血压患者应积极抗血小板治疗：①高血压合并 ASCVD 患者，需应用小剂量阿司匹林（ASA）（100 mg/d）进行长期二级预防[187, 188]；②合并血栓症急性发作，如急性冠状动脉综合征、缺血性脑卒中或短暂性脑缺血、闭塞性周围动脉粥样硬化症时，应按相关指南的推荐使用 ASA 合用 1 种 P2Y12 受体抑制剂。P2Y12 受体抑制剂选择包括氯吡格雷和替格瑞洛，通常在急性期可给予负荷剂量一次（ASA：300 mg，氯吡格雷：300～600 mg 或替格瑞洛 180 mg），ASA（100 mg/d）和氯吡格雷（75 mg/d）或替格瑞洛 180 mg/d 联合应用 3～12 个月，而后应用小剂量 ASA（100 mg/d）作为长期二级预防。

抗血小板治疗对心脑血管疾病一级预防的获益主要体现在高危人群，如高血压伴糖尿病、高血压伴慢性肾病、50～69 岁心血管高风险者（10 年心血管总风险≥10%或高血压合并 3 项及以上其他危险因素），可用小剂量 ASA（75～150 mg/d）进行一级预防[191-194]。ASA 不能耐受者可应用氯吡格雷（75 mg/d）代替。高血压患者长期应用 ASA 应注意[195, 196]：①需在血压控制稳定（<150/90 mmHg）后开始应用。未达良好控制的高血压患者，ASA 可能增加脑出血风险；②肠溶 ASA 建议空腹服用以减少胃肠道反应；③服用前有发生消化道出血的高危因素，如消化道疾病（溃疡病及其并发症史）、65 岁以上、同时服用皮质类固醇、抗凝药或非甾体类抗炎药等，应采取预防措施，包括筛查与治疗幽门螺杆菌感染，预防性应用质子泵抑制剂，以及采用合理联合抗栓药物的方案等；④合并活动性胃溃疡、严重肝病、肾衰、出血性疾病者需慎用或停用 ASA；⑤服用 ASA 出现严重胃肠出血者停用 ASA，按出血相关路径处理，轻者可加用 PPI 治疗。

5.6.3 血糖控制

> **要点 5H**
> ● 血糖控制目标：HbA1c<7%；空腹血糖 4.4～7.0 mmol/L；餐后 2 小时血糖或高峰值血糖<10.0 mmol/L。容易发生低血糖、病程长、老年人、合并症或并发症多的患者，血糖控制目标可以适当放宽。

高血压患者合并高血糖很常见，同时往往合并其他多种代谢性心血管危险因素，例如肥胖、血脂异常、脂肪肝、蛋白尿、高尿酸血症等，促进并加重心血管风险发生和发展。因此，血糖控制强调通过健康的生活方式和药物对多种代谢性心血管危险因素进行综合控制。

血糖控制目标：HbA1c<7%；空腹血糖 4.4～7.0 mmol/L；餐后 2 小时血糖或非空腹血糖<10.0 mmol/L。容易发生低血糖、病程长、老年人、合并症或并发症多、难以自我血糖监测的患者，血糖控制目标可以适当放宽。1 型糖尿病合并肾脏病、眼底病等并发症患者，血糖控制目标也应适当放宽。基本原则是不发生低血糖和高血糖急症。

饮食调整的原则：控制总热卡，碳水化合物占总热量 55%～65%；蛋白质不多于总热量 15%。尽可能控制体重在正常范围内。在总热量不变的情况下，少食多餐。

运动和活动的原则：适量、经常性和个体化。推荐骨骼肌等张运动项目，例如步行、游泳等，限制强运动项目和运动量。接受胰岛素治疗的患者，强调规律的生活，例如定时定量进餐和运动。

药物治疗的主要原则[191, 197]：

（1）大多数 2 型糖尿病患者，首选二甲双胍。

（2）体重偏瘦或单用二甲双胍不能有效控制血糖者，改用或加用 α 糖苷酶抑制剂、磺脲类或格列奈类降糖药或二肽基肽酶-4（DPP-4）抑制剂、噻唑烷二酮类降糖药、钠-葡萄糖共转运蛋白抑制剂或注射类降糖药胰岛素或胰高血糖素肽-1 激动剂。

（3）新型钠-葡萄糖协同转运蛋白 2（SGLT2）抑制剂或 GLP-1 受体激动剂，除了能有效降低血糖，还有轻度降低 SBP 和减轻体重的作用。近期临床试验证明，SGLT2 类药物恩格列净、卡格列净和 GLP-1 受体激动剂利拉鲁肽能够降低心血管不良事件风险[198-200]，达格列净能够降低心血管死亡或心衰住院风险[201]。

（4）采用 2 种中等以上剂量降糖药物而仍难以控制血糖者，可采用白天口服降糖药，睡前注射中效或超长效胰岛素治疗；如果仍不能有效控制血糖，可采用一日多次胰岛素注射治疗。

（5）空腹血糖超过 11 mmol/L，或 HbA1c 超过 9%伴明显高血糖症状的新发糖尿病患者，可以考虑采用短期胰岛素强化治疗，尽快控制血糖和保留胰岛 β 细胞功能。

（6）在降压治疗过程中，需注意降压药物对血糖控制的影响，例如大剂量长时间应用噻嗪类利尿药可能导致血糖升高；β 受体阻滞剂可以掩盖心率增快等低血糖反应。

（7）肾功能不全的患者可优选从肾脏排泄较少的降糖药，严重肾功能不全患者宜采用胰岛素治疗。

有关糖尿病防治详细指导和胰岛素应用原则、注意事项参见《中国糖尿病防治指南（2017年版）》[202]。

5.6.4 高血压并发心房颤动（房颤）的治疗

要点 5I

● 易发生房颤的高血压患者（如合并左房增大、左心室肥厚、心功能降低），推荐使用 RAS 抑制药物（尤其 ARB），以减少房颤的发生（IIa，B）[203]。

● 具有血栓栓塞危险因素的房颤患者，应按照现行指南进行抗凝治疗（Ⅰ，A）[204]。

高血压是发生房颤的重要危险因素[205]。高血压易致房颤的高危患者如合并左房增大、左心室肥厚、心功能降低，推荐使用肾素-血管紧张素-醛固酮系统（RAS）抑制药物（尤其ARB）以减少房颤的发生[203]。高血压及房颤共同的重要并发症是脑卒中。高血压是非瓣膜病房颤卒中和体循环栓塞的危险因素之一。未控制的高血压也是房颤患者出血的危险因素。所有合并非瓣膜病房颤的高血压患者都应根据 CHADS2 或 CHA2DS2-VASc 评分进行血栓栓塞的危险评估，并进行出血风险的评估。

凡是具有血栓栓塞危险因素的高血压合并房颤患者，应按照现行指南进行抗凝治疗[204]。可以在国际标准化比值（INR）指导下使用口服抗凝剂华法林，将 INR 控制在 2.0～3.0。由于我国人群华法林代谢基因特点，在初始或调整华法林治疗剂量时应给予特别考虑和注意，以保证疗效并避免出血不良反应。新型口服抗凝药[206-209]在非瓣膜病房颤患者的临床试验中与华法林进行了比较，预防卒中和体循环栓塞方面取得了非劣效或优效的结果，出血并发症不多于或少于华法林，所有药物均明显减少颅内出血。建议按照相应指南的适应证和禁忌证，正确使用和随访。有症状的房颤患者，应按现行指南进行室率或节律控制[204]。

由于节律不整，房颤患者血压测量易于出现误差，建议采用三次测量的平均值。有条件的情况下，可以使用能够检测房颤的电子血压计。

5.6.5 高血压伴多重危险因素的管理

要点 5J
- 生活方式干预是高血压合并多重危险因素患者心血管疾病预防的基础。
- 建议高血压伴同型半胱氨酸升高的患者适当补充新鲜蔬菜水果，必要时补充叶酸（Ⅱa，B）[41, 139]。

生活方式干预是高血压合并多重危险因素患者心血管疾病预防的基础；高血压患者管理是实现多重危险因素干预的重要手段。研究显示，健康教育、生活方式干预与药物治疗相结合的多重危险因素干预，可显著改善社区心血管病高危人群单个危险因素控制[210-213]及危险因素聚集状况[214]。生活方式干预详见 5.3 生活方式干预部分。降压药与其他心血管治疗药物组成的固定配比复方制剂有二氢吡啶类 CCB+他汀等，此类复方制剂的使用应基于患者合并的危险因素或临床疾病，需掌握降压药和相应非降压药治疗的适应证及禁忌证。

高血压伴同型半胱氨酸升高的处理：林县营养干预研究[139]和 CSPPT 研究[41]表明，补充叶酸可降低首发脑卒中事件的风险。建议高血压伴同型半胱氨酸升高的患者适当补充新鲜蔬菜水果，必要时补充叶酸。

5.7 高血压治疗随诊、转诊及记录

5.7.1 随诊目的

评估治疗反应，了解患者对药物的耐受情况，分析血压是否稳定达标和其他危险因素的状况，建立医患相互信任的良好关系。

5.7.2 随诊内容

测量血压和（或）动态血压，了解血压数值及达标状态，询问服药的依从性，根据血压的波动以及药物的不良反应进行高血压治疗药物的调整，嘱咐患者按时服药，指导患者改善生活方式、坚持长期治疗，不随意停药。

5.7.3 随诊间隔

根据患者的心血管总体风险及血压水平决定。正常高值或高血压 1 级，危险分层属低危、中危或仅服 1 种药物治疗者，每 1～3 个月随诊 1 次；新发现的高危及较复杂病例随诊的间隔应较短，高危患者血压未达标或临床有症状者，可考虑缩短随诊时间（2～4 周）；血压达标且稳定者，每月 1 次或者延长随访时间。对使用了至少 3 种降压药，血压仍未达标，应考虑将患者转至高血压专科诊治。

5.7.4 医疗记录

随诊要有医疗记录，要建立随诊病历，社区医院要建立病人随诊档案。在随诊病历上应记录每次就诊时的血压和心率数值，记录与血压相关的症状、药物剂量和种类以及不良反应。

6 特殊人群高血压的处理

6.1 老年高血压

要点 6A

● 65～79 岁的普通老年人，血压≥150/90 mmHg 时推荐开始药物治疗（Ⅰ，A），≥140/90 mmHg 时可考虑药物治疗（Ⅱa，B）；≥80 岁的老年人，SBP≥160 mmHg 时开始药物治疗（Ⅱa，B）[111,215]。

● 65～79 岁的老年人，首先应降至＜150/90 mmHg；如能耐受，可进一步降至＜140/90 mmHg（Ⅱa，B）。≥80 岁的老年人应降至＜150/90 mmHg（Ⅱa，B）[216]。

2012 年我国≥60 岁人群高血压患病率城市为 60.6%，农村为 57.0%；高血压知晓率、治疗率和控制率分别为 53.7%、48.8% 和 16.1%[2]。年龄≥65 岁，可定义为老年高血压。若 SBP≥140 mmHg，DBP＜90 mmHg，则为老年单纯收缩期高血压（isolated systolic hypertension，ISH）。

6.1.1 临床特点

（1）收缩压增高，脉压增大：ISH 是老年高血压最常见的类型，占老年高血压的 60%～80%[217]，大于 70 岁高血压人群中，可达 80%～90%[218]。收缩压增高明显增加卒中、冠心病和终末肾病的风险[217]。

（2）血压波动大：高血压合并体位性血压变异和餐后低血压者增多[67]。体位性血压变异包括直立性低血压和卧位高血压。血压波动大，影响治疗效果，可显著增加发生心血管事件的危险。

（3）血压昼夜节律异常的发生率高：夜间低血压或夜间高血压多见，清晨高血压也增多。

（4）白大衣高血压和假性高血压增多[219]。

（5）常与多种疾病如冠心病、心力衰竭、脑血管疾病、肾功能不全、糖尿病等并存，使治疗难度增加。

6.1.2 改善生活方式

改善生活方式详见 5.3 生活方式干预部分。

6.1.3 老年高血压的药物治疗

（1）研究证据：荟萃分析显示，药物治疗可显著降低卒中、冠心病和全因死亡[220]。HYVET 研究（≥80 岁）结果显示显著减少卒中、全因死亡、心力衰竭和心血管事件分别为 30%、21%、64% 和 34%[71]。我国的临床试验结果表明，老年人甚至高龄老年人的抗高血压药物治疗可以显著获益[39,71,129]。

（2）药物治疗的起始血压水平：65～79 岁的老年人，如血压≥150/90 mmHg，应开始药物治疗；血压≥140/90 mmHg 时可考虑药物治疗。≥80 岁的老年人，SBP≥160 mmHg 时开始药物治疗[111,215]。

（3）降压的目标值：老年高血压治疗的主要目标是 SBP 达标，共病和衰弱症患者应综合评估后，个体化确定血压起始治疗水平和治疗目标值。65～79 岁的老年人，第一步应降至＜150/90 mmHg；如能耐受，目标血压＜140/90 mmHg。≥80 岁应降至＜150/90 mmHg；患者如 SBP＜130 mmHg 且耐受良好，可继续治疗而不必回调血压水平。双侧颈动脉狭窄程度＞75%时，中枢血流灌注压下降，降压过度可能增加脑缺血风险，降压治疗应以避免脑缺血症状为原则，宜适当放宽血压目标值[221]。衰弱的高龄老年人降压注意监测血压，降压速度不宜过快，降压水平不宜过低。

6.1.4 药物应用方法

老年高血压治疗药物选择：推荐利尿剂、CCB、ACEI 或 ARB，均可作为初始或联合药物治疗[70,71,222-226]。应从小剂量开始，逐渐增加至最大剂量。无并存疾病的老年高血压不宜首选 β 受体阻滞剂。利尿剂可能降低糖耐量，诱发低血钾、高尿酸和血脂异常，需小剂量使用。α 受体阻滞剂可用作伴良性前列腺增生或难治性高血压患者的辅助用药，但高龄老年人以及有体位血压变化的老年人使用时应当注意体位性低血压。

老年 ISH 的药物治疗：DBP＜60 mmHg 的患者如 SBP＜150 mmHg，可不用药物；如 SBP 为 150～179 mmHg，可用小剂量降压药；如 SBP≥180 mmHg，需用降压药，用药中应密切观察血压的变化和不良反应。

6.2 儿童与青少年高血压

要点 6B

● 建议从 3 岁起测量血压；选择合适尺寸袖带对准确测量儿童血压至关重要，多数≥12 岁儿童可使用成人袖带。

● 儿童高血压的诊断根据三次非同日的血压水平进行，三次 SBP 和（或）DBP 均≥P95 时诊断为高血压；但一次的 SBP 和（或）DBP 达到 2 级高血压分界点时，即可诊断为高血压。

● 对 1 级高血压，强调积极的生活方式干预；对 2 级高血压的药物治疗从小剂量和单一用药开始，个体化调整治疗方案和治疗时限。

6.2.1 儿童与青少年高血压特点和流行现状

6.2.1.1 特点

儿童与青少年（指 18 岁以下人群，简称"儿童"）时期发生的高血压，以原发性高血压为主，多数表现为血压水平的轻度升高（1 级高血压），通常没有不适感，无明显临床症状。除非定期体检时测量血压，否则不易被发现。原发性高血压的比例随着年龄升高，青春期前后发生的高血压多为原发性[227,228]。

6.2.1.2 流行趋势和特点

根据 2010 年全国学生体质调研报告，我国中小学生的高血压患病率为 14.5%，男生高于女生（16.1% vs 12.9%）[229]。经过多时点测量血压得到的儿童高血压患病率为 4%～5%[230,231]。儿童原发性高血压的影响因素较多，其中肥胖是关联性最高的危险因素，30%～40%的儿童原发性高血压伴有肥胖[229]；其他危险因素包括父母高血压史、低出生体重、早产、盐摄入过多、睡眠不足及体力活动缺乏等。

6.2.1.3 儿童继发性高血压

儿童继发性高血压多表现为血压显著升高，但也可表现为轻、中度升高。继发性高血压的病因比较明确，如肾脏疾病、肾动脉狭窄、主动脉缩窄、内分泌疾病或药物等，其中肾脏疾病是继发性高血压的首位病因，占继发性高血压的80%左右[232]。

6.2.2 儿童高血压的近、远期健康损害

30%～40%的儿童在被诊断为高血压的时候已经出现靶器官损害的早期改变，以左心室构型改变为主[233-235]，其他改变包括血管内膜中层增厚、大中动脉弹性降低、肾脏功能下降和眼底动脉硬化[236-238]。

儿童高血压可持续至成年，在没有干预的情况下，约40%的高血压儿童发展成为成年高血压病人[239,240]。高血压儿童在成年后发生心血管疾病及肾脏疾病的风险明显增加[241-244]。

6.2.3 儿童血压测量及诊断评估

6.2.3.1 血压测量

儿童血压的测量方法、操作及血压计的选择，参照本指南3.5.1诊室血压部分进行。

选择合适尺寸袖带对准确测量儿童血压至关重要，表10为血压计袖带的型号、对应的上臂围及儿童年龄范围。为了保持与建立标准所测量的血压数据一致，应常规测量右上臂肱动脉血压[245,246]。对

表 10　儿童血压计袖带型号、上臂围及年龄参照表

袖带型号	上臂围（cm）	年龄段（岁）
SS	12～18	3～5
S	18～22	6～11
M	22～32	≥12
L	32～42	—
XL	42～50	—

初次测量血压的儿童，应测量四肢血压以排除主动脉狭窄；同时测量不同体位（坐、卧、立）血压以发现体位性高血压。

儿童高血压的个体诊断需要根据连续三个时点的血压水平进行，两个时点间隔2周以上，增加第一时点的血压测量次数，可大幅度降低假阳性错分概率，减少需要进入第二时点测量的负担[231]。每个时点测量3次血压，计算后两次的均值或取最低读数作为该时点的血压水平。

建议对3岁及以上儿童每年体检时，在条件允许情况下，同时测量血压，并与体格发育指标一起进行监测。

6.2.3.2 血压评价标准

为排除身高对儿童高血压错分的影响，在2010年中国儿童血压参照标准的基础上，本指南增加了身高对血压的影响，制定出中国3～17岁男、女年龄别和身高别的血压参照标准[246]（简称"表格标准"，见附表），根据每岁组不同身高水平对应的血压 P_{50}、P_{90}、P_{95} 和 P_{99} 值，以此判定儿童血压水平，以 SBP 和（或）DBP≥P_{95} 为高血压；P_{90}～P_{95} 或≥120/80 mmHg 为"正常高值血压"。该标准对成年心血管靶器官亚临床损害具有较好的预测价值[247]，可用于人群流行病学调查、科学研究及临床医疗服务等场景下对高血压儿童的诊断。

为方便临床医生对个体高血压患儿的快速诊断，建议首先采用简化后的"公式标准"（表11）进行初步判断，其判定的结果与"表格标准"诊断儿童高血压的一致率接近95%，对成年心血管靶器官损害的预测效果较好[248,249]。对公式标准筛查出的可疑高血压患儿，再进一步采用"表格标准"确定诊断。

表11 中国 3～17 岁儿童青少年高血压筛查的简化公式标准

性别	SBP（mmHg）	DBP（mmHg）
男	$100+2 \times$ Age	$65 +$ Age
女	$100+1.5 \times$ Age	$65 +$ Age

注：Age 为年龄（岁）；本表基于"表格标准"中的 P_{95} 制定，用于快速筛查可疑的高血压儿童

6.2.3.3 诊断性评估

对儿童原发性高血压的诊断性评估包括 4 个方面[227]：①评估血压水平的真实性，进行高血压程度分级；②排除继发性高血压；③检测与评估靶器官损害及程度；④评估糖尿病等其他合并症。根据评估结果，制定相应的治疗计划。

儿童高血压的个体诊断需要根据连续三个时点的血压水平进行，两个时点间隔2周以上，只有 3 个时点的 SBP 和（或）DBP 均≥P_{95}方可诊断为高血压；然后进行高血压程度分级：①1 级高血压：（P_{95}～P_{99}）+5 mmHg；②2 级高血压：≥P_{99}+5 mmHg[227,228]。见图4。

儿童"白大衣高血压"和"直立性高血压"较为常见，可通过动态血压监测或直立倾斜试验予以鉴别。

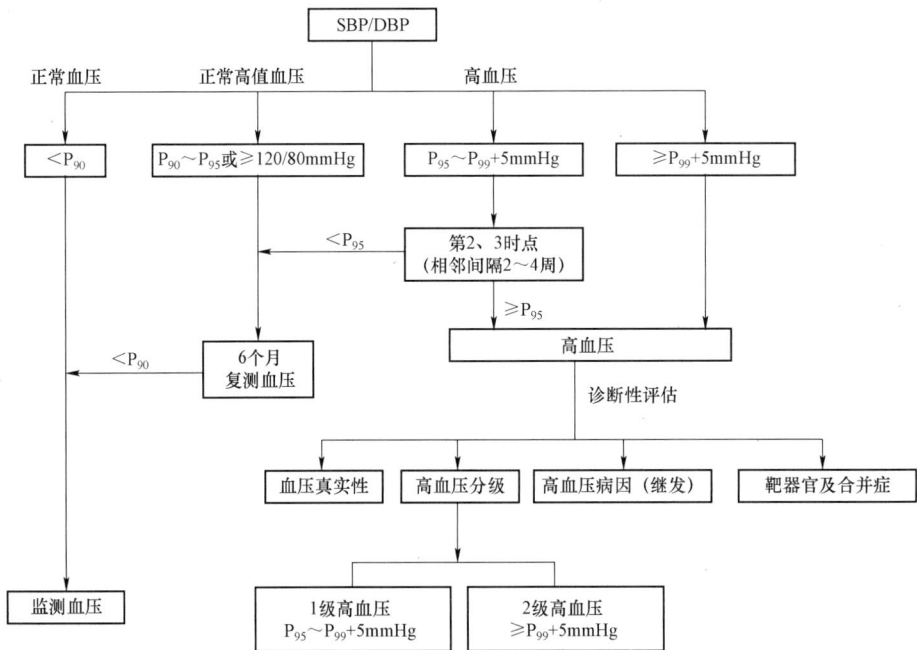

图4 儿童高血压诊断及评估流程

6.2.4 治疗

6.2.4.1 血压控制目标

针对原发性高血压儿童，应将其血压降至 P_{95} 以下；当合并肾脏疾病、糖尿病或出现靶器官损害时，应将血压降至 P_{90} 以下，以减少对靶器官的损害，降低远期心血管病发病

风险[224]。

6.2.4.2 病因治疗

儿童继发性高血压应针对病因治疗。

6.2.4.3 生活方式干预

高血压儿童应首先改善生活方式并贯穿始终,包括:①肥胖儿童应控制体重,在保证身高发育同时,延缓 BMI 上升趋势,降低体脂肪含量;②增加有氧和抗阻力运动,减少静态活动时间;③调整膳食结构及品种多样化,控制总能量及脂肪供能比;按照 WHO 针对儿童的建议标准,控制膳食盐和含糖饮料摄入,养成健康饮食习惯;④避免持续性精神紧张状态;⑤保证足够睡眠时间等。多数患儿经过生活方式干预后,其血压可达到控制标准[76,250-253]。

与此同时,每年监测血压变化。对血压持续偏高儿童,可采用动态血压监测,识别白大衣高血压,了解血压的昼夜规律。

6.2.4.4 药物治疗

高血压合并下述任一及多种情况,或达到 2 级高血压时,启动药物治疗:①出现高血压的临床症状;②糖尿病;③继发性高血压;④靶器官的损害[227,228]。

生活方式干预 6 个月后血压仍未达标,在继续生活方式干预同时可启动药物治疗;在生活方式干预期间,如血压上升至 2 级高血压或出现临床症状,也要进行药物治疗。

儿童高血压的药物治疗原则是从小剂量、单一用药开始,同时兼顾个体化,视疗效和血压水平变化调整治疗方案和治疗时限,必要时联合用药。具体治疗方法和操作见《实用儿科学》的专题章节。

目前我国经国家药品监督管理局批准的儿童降压药品种有限,具体如下:

(1)ACEI:是最常使用的儿童降压药之一,被批准的儿童用药仅有卡托普利。

(2)利尿剂:被批准的儿童用药有氨苯蝶啶、氯噻酮、氢氯噻嗪、呋塞米。

(3)二氢吡啶类 CCB:被批准的儿童用药有氨氯地平。

(4)肾上腺受体阻滞剂:被批准儿童用药有普萘洛尔、阿替洛尔及哌唑嗪。

(5)ARB:目前尚无被批准的儿童用药。

注:儿童用药目前主要参考药品说明书,有儿童用药说明的可以采用,没有的则不推荐使用。

6.3 妊娠高血压

要点 6C

● 对于妊娠高血压患者,推荐血压≥150/100 mmHg 时启动药物治疗,治疗目标为 150/100 mmHg 以下(Ⅱb,C)[254,255]。

● 如无蛋白尿及其他靶器官损伤存在,也可考虑≥160/110 mmHg 时启动药物治疗(Ⅰ,C)[256]。

● 妊娠合并轻度高血压时,强调非药物治疗,并积极监测血压、定期复查尿常规等相关检查。

妊娠合并高血压的患病率占孕妇的 5%～10%，其中 70%是妊娠期出现的高血压，其余 30%在妊娠前即存在高血压[257,258]。妊娠高血压增加胎盘早剥、脑出血、弥散性血管内凝血、急性肝功能衰竭、急性肾衰竭及胎儿宫内发育迟缓等并发症的风险，是孕产妇和胎儿死亡的重要原因之一。

6.3.1 妊娠高血压的分类

妊娠高血压分为妊娠期高血压、子痫前期/子痫、妊娠合并慢性高血压、慢性高血压并发子痫前期。妊娠期高血压为妊娠 20 周后发生的高血压，不伴明显蛋白尿，分娩后 12 周内血压恢复正常。妊娠合并慢性高血压是指妊娠前即存在或妊娠前 20 周出现的高血压或妊娠 20 周后出现高血压而分娩 12 周后仍持续血压升高。子痫前期定义为妊娠 20 周后的血压升高伴临床蛋白尿（尿蛋白≥300 mg/d）或无蛋白尿伴器官和系统受累，如：心、肺、肝、肾、血液系统、消化系统及神经系统等；重度子痫前期定义为血压≥160/110 mmHg，伴临床蛋白尿，和（或）出现脑功能异常、视物模糊、肺水肿、肾功能不全、血小板计数<10 万/mm^3、肝酶升高等，常合并胎盘功能异常。

6.3.2 治疗策略

治疗的主要目的是保障母婴安全和妊娠分娩的顺利进行，减少并发症，降低病死率。推荐血压≥150/100 mmHg 启动药物治疗，治疗目标为 150/100 mmHg 以下[254,255]。如无蛋白尿及其他靶器官损伤存在，也可考虑≥160/110 mmHg 启动药物治疗[256,259]。应避免将血压降至低于 130/80 mmHg，以避免影响胎盘血流灌注。

6.3.3 慢性高血压在妊娠前的处理

应大力倡导慢性高血压患者进行孕前评估，了解血压升高的原因和程度。治疗措施以改善生活方式和非药物干预为主，部分患者在松弛情绪，并将摄盐量控制到 6 g 左右后，血压可降低到 150/100 mmHg 以下，从而缩短妊娠期间降压药的服用时间，减少药物对胎儿的可能影响。不建议患者在血压≥160/110 mmHg 的情况下受孕。

6.3.4 妊娠高血压的非药物治疗

非药物治疗包括适当活动、情绪放松、适当控制体重、保证充足睡眠等。推荐摄盐量控制到 6 g/d（尿钠排泄 100 mmol/d），但不应过度限盐，以免导致低血容量，影响胎盘循环[256]。

6.3.5 妊娠合并轻度高血压的处理

对轻度高血压患者应强调非药物治疗，并积极监测血压、定期复查尿常规等相关检查。对存在靶器官损害或同时使用多种降压药物的慢性高血压患者，应根据妊娠期间血压水平进行药物治疗，原则上采用尽可能少的用药种类和剂量。

对血压轻度升高伴先兆子痫，由于其子痫的发生率仅 0.5%，不建议常规应用硫酸镁。但需要密切观察血压和尿蛋白变化，以及胎儿状况[256]。

6.3.6 妊娠合并重度高血压的处理

对妊娠合并重度高血压治疗的主要目的是最大程度降低母亲的患病率和病死率。在严密观察母婴状态的前提下，应明确治疗的持续时间、降压目标、药物选择和终止妊娠的指征。对重度先兆子痫，建议静脉应用硫酸镁，并确定终止妊娠的时机。当 SBP≥180 mmHg 或 DBP≥120 mmHg 时，应按照高血压急症处理。

6.3.7 妊娠高血压的药物治疗

最常用的口服药物有拉贝洛尔、甲基多巴和硝苯地平，必要时可考虑小剂量噻嗪类利尿剂（表 12）。妊娠期间禁用 ACEI 和 ARB，有妊娠计划的慢性高血压患者，也应停用上述药物。

表 12　常用妊娠合并高血压的口服治疗药物

药物名称	降压机制	常用剂量	安全级别**	注意事项
甲基多巴	降低脑干交感神经张力	200~500 mg，每日 2~4 次	B	抑郁、过度镇静、低血压
拉贝洛尔	α、β 受体阻滞剂	50~200 mg，12 h 一次，最大 600 mg/d	C	胎儿心动过缓、皮肤瘙痒
硝苯地平	抑制动脉平滑肌细胞钙内流	5~20 mg 每 8 h 一次或缓释制剂 10~20 mg 每 12 h 一次或控释制剂 30~60 mg 每日一次	C	低血压
氢氯噻嗪*	利尿、利钠	6.25~12.5 mg/d	B	大剂量影响胎盘血流

注：* 在胎盘循环降低的患者（先兆子痫或胎儿发育迟缓），应避免应用利尿剂。

** 妊娠安全级别：A：在有对照组的早期妊娠妇女中未显示对胎儿有危险，可能对胎儿的伤害极小；B：在动物生殖试验中并未显示对胎儿的危险，但无孕妇的对照组，或对动物生殖试验显示有副反应，但在早孕妇女的对照组中并不能肯定其副反应；C：在动物的研究中证实对胎儿有副反应，但在妇女中无对照组或在妇女和动物研究中无可以利用的资料，仅在权衡对胎儿利大于弊时给予 C 级药物治疗

对既往妊娠合并高血压、慢性肾病、自身免疫病、糖尿病、慢性高血压、合并≥1 项先兆子痫的危险因素（初产妇、>40 岁、妊娠间隔>10 年、BMI>35、先兆子痫家族史、多胎妊娠）的患者，建议从妊娠 12 周起服用小剂量 ASA（75~100 mg/d），直至分娩前一周[260]。

6.4　高血压伴脑卒中

> **要点 6D**
> ● 病情稳定的脑卒中患者，血压≥140/90 mmHg 时应启动降压治疗，降压目标为<140/90 mmHg（Ⅱa，B）。
> ● 急性缺血性卒中并准备溶栓者的血压应控制在<180/110 mmHg。
> ● 急性脑出血的降压治疗：SBP>220 mmHg 时，应积极使用静脉降压药物降低血压。患者 SBP>180 mmHg 时，可使用静脉降压药物控制血压，160/90 mmHg 可作为参考的降压目标值（Ⅱb，B）。

6.4.1 病情稳定的脑卒中的血压处理

系统评价结果表明抗高血压药物治疗能使卒中复发风险显著降低 22%[133]。病情稳定的脑卒中患者，降压目标应达到<140/90 mmHg。颅内大动脉粥样硬化性狭窄（狭窄率70%~99%）导致的缺血性卒中或短暂性脑缺血发作（TIA）患者，推荐血压达到<140/90 mmHg。低血流动力学因素导致的脑卒中或 TIA，应权衡降压速度与幅度对患者耐受性及血流动力学影响。降压药物种类和剂量的选择以及降压目标值应个体化，综合考虑药物、脑卒中特点和患者三方面因素。

6.4.2 急性脑卒中的血压处理

急性缺血性卒中准备溶栓者血压应控制在<180/110 mmHg。缺血性卒中后 24 小时内血

压升高的患者应谨慎处理，应先处理紧张焦虑、疼痛、恶心呕吐及颅内压升高等情况。血压持续升高，SBP≥200 mmHg 或 DBP≥110 mmHg，或伴有严重心功能不全、主动脉夹层、高血压脑病的患者，可予降压治疗。选用拉贝洛尔、尼卡地平等静脉药物，避免使用引起血压急剧下降的药物。

急性脑出血的降压治疗：应先综合评估患者的血压，分析血压升高的原因，再根据血压情况决定是否进行降压治疗。SBP＞220 mmHg，应积极使用静脉降压药物降低血压；患者SBP＞180 mmHg，可使用静脉降压药物控制血压，160/90 mmHg 可作为参考的降压目标值。早期积极降压是安全的，但改善预后的有效性还有待进一步验证。在降压治疗期间应严密观察血压的变化，每隔 5～15 分钟进行 1 次血压监测。

6.5 高血压伴冠心病

> **要点 6E**
> ● 推荐＜140/90 mmHg 作为合并冠心病的高血压患者的降压目标（Ⅰ，A），如能耐受，可降至＜130/80 mmHg（Ⅱa，B）[38,69]，应注意 DBP 不宜降得过低（Ⅱb，C）[261-266]。
> ● 稳定性心绞痛的降压药物应首选 β 受体阻滞剂或 CCB（Ⅰ，A）。

6.5.1 降压治疗的目标水平

推荐＜140/90 mmHg 作为合并冠心病的高血压患者的降压目标，如能耐受，可降至＜130/80 mmHg[38,69]，应注意 DBP 不宜降至 60 mmHg 以下[257]。高龄、存在冠状动脉严重狭窄病变的患者，血压不宜过低。

6.5.2 稳定性心绞痛的降压药物选择

β 受体阻滞剂、CCB 可以降低心肌氧耗量，减少心绞痛发作，应作为首选。血压控制不理想，可以联合使用 ACEI/ARB 以及利尿剂。

6.5.3 非 ST 段抬高急性冠脉综合征的降压药物选择

恶化劳力型心绞痛患者仍以 β 受体阻滞剂、CCB 作为首选，血压控制不理想，可联合使用 RAS 抑制剂以及利尿剂。另外，当考虑血管痉挛因素存在时，应该注意避免使用大剂量的β 受体阻滞剂，因有可能诱发冠状动脉痉挛。

6.5.4 急性 ST 段抬高心肌梗死的降压药物选择

β 受体阻滞剂和 RAS 抑制剂在心梗后长期服用作为二级预防可以明显改善患者的远期预后，没有禁忌证者应早期使用。血压控制不理想时可以联合使用 CCB 及利尿剂。

6.6 高血压合并心力衰竭

> **要点 6F**
> ● 对于高血压合并心力衰竭的患者，推荐的降压目标为＜130/80 mmHg（Ⅰ，C）。
> ● 高血压合并慢性射血分数降低的心力衰竭（HFrEF）首先推荐应用 ACEI（不能耐受者可使用 ARB）、β 受体阻滞剂和醛固酮拮抗剂（Ⅰ，A）。

6.6.1　流行病学和机制

中国心力衰竭患者合并高血压的比率为 54.6%[261]。高血压患者心力衰竭的发生率为 28.9%，与脑卒中相当（30.0%）。长期和持续的高血压最终导致的心力衰竭包括射血分数保留的心力衰竭（HFpEF）和射血分数降低的心力衰竭（HFrEF）。

6.6.2　降压治疗临床获益

大样本的荟萃分析结果显示，SBP 每降低 10 mmHg，心力衰竭发生风险显著降低 28%[263]。近期的研究证实，与标准降压治疗（SBP<140 mmHg）相比，强化降压（SBP< 120 mmHg）可以使高血压患者心力衰竭发生率显著降低 38%，心血管死亡显著降低 43%[38]。

6.6.3　降压目标

推荐的降压目标为<130/80 mmHg，这一推荐尚缺乏随机对照临床试验证据支持。高血压合并左心室肥厚但尚未出现心力衰竭的患者，可先将血压降至<140/90 mmHg，如患者能良好耐受，可进一步降低至<130/80 mmHg，有利于预防发生心力衰竭。

6.6.4　高血压合并慢性心力衰竭的处理

高血压合并慢性 HFrEF：首先推荐应用 ACEI（不能耐受者可使用 ARB）、β 受体阻滞剂和醛固酮受体拮抗剂。这 3 种药物的联合也是 HFrEF 治疗的基本方案，可以降低患者的死亡率和改善预后，又均具有良好降压作用。多数此类心力衰竭患者需常规应用襻利尿剂或噻嗪类利尿剂，也有良好降压作用。如仍未能控制高血压，推荐应用氨氯地平、非洛地平。

高血压合并 HFpEF：病因大多为高血压，在心力衰竭症状出现后仍可伴高血压。上述 3 种药物并不能降低此类患者的死亡率和改善预后，但用于降压治疗仍值得推荐，也是安全的。如仍未能控制高血压，推荐应用氨氯地平、非洛地平。不推荐应用 α 受体阻滞剂、中枢降压药（如莫索尼定）。有负性肌力效应的 CCB 如地尔硫䓬和维拉帕米不能用于 HFrEF，但对于 HFpEF 患者，仍可能是安全的。

6.6.5　高血压合并急性心力衰竭的处理

临床特点是血压升高，以左心衰竭为主，发展迅速，且多为 HFpEF。需在控制心力衰竭的同时积极降压，主要静脉给予襻利尿剂和血管扩张药，包括硝酸甘油、硝普钠或乌拉地尔。若病情较轻，可以在 24～48 小时内逐渐降压；病情重伴有急性肺水肿的患者在初始 1 小时内平均动脉压的降低幅度不超过治疗前水平的 25%，2～6 小时内降至 160/100～110 mmHg，24～48 小时内使血压逐渐降至正常[264,265]。

6.7　高血压伴肾脏疾病

> **要点 6G**
>
> ● 慢性肾脏病（CKD）患者的降压目标：无白蛋白尿者为<140/90 mmHg（Ⅰ，A），有白蛋白尿者为<130/80 mmHg（Ⅱa，B）。
>
> ● 建议 18～60 岁的 CKD 合并高血压患者在≥140/90 mmHg 时启动药物降压治疗（Ⅰ，A）。
>
> ● CKD 合并高血压患者的初始降压治疗应包括一种 ACEI（Ⅱa）或 ARB（Ⅱb），单独或联合其他降压药，但不建议 ACEI 和 ARB 两药联合应用（Ⅰ，A）[266,267]。

6.7.1 高血压和肾脏疾病的关系

高血压和肾脏病密切相关，互为病因和加重因素。各种 CKD 导致的高血压，称之为肾性高血压，主要分为肾血管性高血压和肾实质性高血压。我国非透析 CKD 患者高血压患病率为 67.3%～71.2%[268,269]，而透析患者中高血压患病率高达 91.7%[270]。

6.7.2 CKD 患者的降压目标

CKD 合并高血压患者 SBP≥140 mmHg 或 DBP≥90 mmHg 时开始药物降压治疗。降压治疗的靶目标在白蛋白尿＜30 mg/d 时为＜140/90 mmHg，在白蛋白尿 30～300 mg/d 或更高时为＜130/80 mmHg，60 岁以上的患者可适当放宽降压目标。

蛋白尿是 CKD 患者肾功能减退及 CVD 疾病和 CVD 死亡的危险因素，本指南对存在蛋白尿的患者推荐更严格的 130/80 mmHg 的降压目标。

6.7.3 CKD 患者的降压药物应用原则

ACEI/ARB、CCB、α 受体阻滞剂、β 受体阻滞剂、利尿剂都可以作为初始选择药物。

ACEI/ARB 不但具有降压作用，还能降低蛋白尿、延缓肾功能的减退，改善 CKD 患者的肾脏预后[266,267]。初始降压治疗应包括一种 ACEI 或 ARB，单独或联合其他降压药，但不建议两药联合应用。用药后血肌酐较基础值升高＜30% 时仍可谨慎使用，超过 30% 时可考虑减量或停药。

二氢吡啶类和非二氢吡啶类 CCB 都可以应用，其肾脏保护能力主要依赖其降压作用。

GFR＞30 ml/（min·1.73 m^2）（CKD 1～3 期）患者，噻嗪类利尿剂有效；GFR＜30 ml/（min·1.73 m^2）（CKD 4～5 期）患者可用襻利尿剂。利尿剂应低剂量，利尿过快可导致血容量不足，出现低血压或 GFR 下降。醛固酮拮抗剂与 ACEI 或 ARB 联用可能加速肾功能恶化和发生高钾血症的风险[271]。

β 受体阻滞剂可以对抗交感神经系统的过度激活而发挥降压作用，α，β 受体阻滞剂具有较好的优势，发挥心肾保护作用，可应用于不同时期 CKD 患者的降压治疗。

其他降压药，如 α$_1$ 受体阻滞剂、中枢 α 受体激动剂，均可酌情与其他降压药物联用。

6.7.4 终末期肾病透析患者（CKD 5 期）的降压治疗

部分患者表现为难治性高血压，需要多种降压药联用。血液透析患者使用 RAS 抑制剂应监测血钾和肌酐水平。要避免在透析血容量骤减阶段使用降压药，以免发生严重的低血压。降压药物剂量需考虑到血流动力学变化以及透析对药物的清除情况而调整。透析前或诊室测量的血压并不能很好反映透析患者的平均血压，推荐患者家庭血压测量。透析患者血压变异不易过大。透析后 SBP 理想靶目标为 120～140 mmHg[272]。

6.8 高血压合并糖尿病

要点 6H
- 建议糖尿病患者的降压目标为＜130/80 mmHg（Ⅱa，B）。
- SBP 在 130～139 mmHg 或者 DBP 在 80～89 mmHg 的糖尿病患者，可进行不超过 3 个月的非药物治疗。如血压不能达标，应采用药物治疗。

> ● 血压≥140/90 mmHg 的患者，应在非药物治疗基础上立即开始药物治疗。伴微量白蛋白尿的患者应该立即使用药物治疗（Ⅰ，A）。
> ● 首先考虑使用 ACEI 或 ARB[114,115]；如需联合用药，应以 ACEI 或 ARB 为基础（Ⅰ，A）。

高血压常合并糖代谢异常。我国门诊高血压患者中 24.3% 合并糖尿病[273]，糖尿病合并高血压可使患者心脑血管事件的风险显著增加，而降压治疗与糖尿病合并高血压患者的全因死亡率及心脑血管疾病等其他临床转归的改善显著相关[274,275]。

6.8.1 降压治疗的目标

糖尿病合并高血压患者 SBP 每下降 10 mmHg，糖尿病相关的任何并发症风险下降 12%，死亡风险下降 15%。终点事件发生率最低组的 DBP 为 82.6 mmHg[276]。建议糖尿病患者的降压目标为 130/80 mmHg，老年或伴严重冠心病患者，宜采取更宽松的降压目标值 140/90 mmHg。

6.8.2 药物的选择和应用

SBP 在 130～139 mmHg 或者 DBP 在 80～89 mmHg 的糖尿病患者，可进行不超过 3 个月的非药物治疗。如血压不能达标，应采用药物治疗。血压≥140/90 mmHg 的患者，应在非药物治疗基础上立即开始药物治疗。伴微量白蛋白尿的患者应该立即使用药物治疗。首先考虑使用 ACEI 或 ARB[114-116]；如需联合用药，应以 ACEI 或 ARB 为基础，加用利尿剂、或二氢吡啶类 CCB，合并心绞痛可加用 β 受体阻滞剂。糖尿病合并高尿酸血症的患者慎用利尿剂。反复低血糖发作者，慎用 β 受体阻滞剂，以免掩盖低血糖症状。因此如需应用利尿剂和 β 受体阻滞剂时宜小剂量使用。有前列腺肥大且血压控制不佳的患者可使用 α 受体阻滞剂。血压达标通常需要 2 种或 2 种以上药物的联合治疗。

6.9 代谢综合征

我国 18 岁以上人群的患病率自 2002 年（13.8%）至 2009 年（18.2%）逐年增高[273]。患病率随年龄递增，至 60～69 岁达高峰[278]。

6.9.1 诊断标准

具备以下 3 项或以上即可作出诊断：①腹型肥胖：腰围男性≥90 cm，女性≥85 cm；②血压增高：血压≥130/85 mmHg 和（或）已确诊为高血压并治疗者；③血脂异常：空腹甘油三酯≥1.7 mmol/L，空腹 HDL-C<1.04 mmol/L，或确诊血脂异常并药物治疗者；④高血糖：空腹血糖>6.1 mmol/L 或糖负荷后 2 小时血糖≥7.8 mmol/L，和（或）已确诊为糖尿病并治疗者。在代谢综合征各组分中，我国患者以合并高血压最为常见（65.4%），其次为血脂异常（男性高脂血症 53.6%，女性低 HDL-C 血症 49.4%）[278,279]。

6.9.2 治疗原则和方法

（1）风险和治疗原则：中国人群研究显示，与非代谢综合征患者相比，代谢综合征患者 10 年心血管病风险增加 1.85 倍，缺血性和出血性脑卒中的风险分别增加 2.41 和 1.63 倍。代谢综合征类型中以腹型肥胖合并高血压及低 HDL-C 者的心血管风险最高（增加 5.25

倍），如在上述组合基础上合并高血糖，则其脑血管病的发生风险增加 16.58 倍[191,278-280]。本病治疗原则为早期干预，综合达标，以减少心血管风险及预防心、脑、肾等靶器官损害。

（2）生活方式干预：如健康膳食和合理运动甚为重要和有效。国内社区人群研究显示，适当增加运动可降低代谢综合征风险 10%～20%[281]。

（3）降压药物的应用：推荐 ACEI 和 ARB 优先应用，尤适用于伴糖尿病或肥胖患者；也可应用二氢吡啶类 CCB；伴心功能不全及冠心病者，可应用噻嗪类利尿剂和 β 受体阻滞剂。

6.10 外周动脉疾病的降压治疗

> **要点 6I**
> ● 下肢动脉疾病伴高血压的患者血压应控制在＜140/90 mmHg。
> ● CCB、ACEI 或 ARB，应首先选用，选择性β₁ 受体阻滞剂治疗外周动脉疾病（PAD）并非禁忌，利尿剂一般不推荐应用。

PAD 是系统性动脉粥样硬化的常见表现。国外流行病学调查显示，其在普通人群中的患病率为 3%～10%，在 70 岁以上老年人中为 15%～20%[282,283]。我国普通人群中的患病率为 2%～4%，60 岁以上人群中高达 16.4%，在合并高血压、糖尿病和代谢综合征等危险因素的患者中则更高[284]。约半数 PAD 患者存在高血压，并增加心血管事件和死亡风险[285]。

下肢 PAD 伴高血压的患者血压应控制在＜140/90 mmHg。降压达标不仅可降低此类患者心脑血管事件的发生率，而且也能减缓病变的进程，降低患者的截肢率[286,287]。降压过程中患肢血流可能有所下降，多数患者均可耐受。

药物选择：CCB 和 RAS 抑制剂如 ACEI 或 ARB，在降低血压的同时也能改善病变血管的内皮功能，应首先选用[286,288]。选择性β₁ 受体阻滞剂治疗 PAD 合并高血压有效，一般并不会增加病变血管的阻力，对冠心病事件有一定的预防作用，因此并非禁忌。利尿剂减少血容量，增加血液黏滞度，一般不推荐应用。

6.11 难治性高血压

> **要点 6J**
> ● 确定患者是否属于难治性高血压常需配合采用诊室外血压测量。
> ● 要寻找影响血压控制不良的原因和并存的疾病因素。
> ● 推荐选择常规剂量的 RAS 抑制剂+CCB+噻嗪类利尿剂，也可根据患者特点和耐受性考虑增加各药物的剂量，应达到全剂量。

6.11.1 难治性高血压的定义和原因筛查

在改善生活方式基础上应用了可耐受的足够剂量且合理的 3 种降压药物（包括一种噻嗪

类利尿剂）至少治疗 4 周后，诊室和诊室外（包括家庭血压或动态血压监测）血压值仍在目标水平之上，或至少需要 4 种药物才能使血压达标时，称为难治性高血压（resistant hypertension，RH）。其患病率不详，我国尚无确切的流行病学数据。

确定患者是否属于 RH 常需配合采用诊室外血压测量（家庭血压测量及动态血压监测），以排除白大衣血压效应以及假性高血压。

要寻找影响血压控制不良的原因和并存的疾病因素[111,289]：①较常见的原因是患者治疗依从性差（未坚持服药）；②降压药物选择使用不当（药物组合不合理、使用药物剂量不足）；③应用了拮抗降压的药物，包括口服避孕药、环孢素、促红细胞生成素、糖皮质激素、非甾体类抗炎药、抗抑郁药，可卡因及某些中药（如甘草、麻黄）等；④其他影响因素有：不良生活方式、肥胖、容量负荷过重（利尿剂治疗不充分、高盐摄入、进展性肾功能不全）；或某些并存疾病状况，如糖尿病、血脂异常、慢性疼痛以及长期失眠、焦虑等。患者可能存在 1 种以上可纠正或难以纠正的原因；⑤排除上述因素后，应该警惕继发性高血压的可能性，启动继发性高血压的筛查。

6.11.2　处理原则[290-293]

（1）推荐患者转至高血压专业医生处就诊。RH 的诊断应由有资质的高血压专科医生确定。

（2）提倡进行诊室外血压测量（家庭血压及动态血压），与患者有效沟通。关注患者长期用药的依从性。

（3）尽量消除影响因素。主要有肥胖、代谢紊乱、钠盐摄入过多等不良生活习惯等。

（4）调整降压联合方案。首先检查多药联合方案的组成是否合理。推荐选择常规剂量的 RAS 抑制剂＋CCB＋噻嗪类利尿剂，也可根据患者特点和耐受性考虑增加各药物的剂量，应达到全剂量。

（5）效果仍不理想者可依据患者特点加用第四种降压药。可在醛固酮受体拮抗剂、β 受体阻滞剂、α 受体阻滞剂或交感神经抑制剂（可乐定）中做选择，但仍需要采用个体化治疗的原则。

6.11.3　器械治疗

详见 5.5 器械干预进展部分。

6.12　高血压急症和亚急症

要点 6K

● 高血压急症的治疗：初始阶段（1 小时内）血压控制的目标为平均动脉压的降低幅度不超过治疗前水平的 25%。在随后的 2～6 小时内将血压降至较安全水平，一般为 160/100 mmHg 左右。如果可耐受这样的血压水平，在以后 24～48 小时逐步降压达到正常水平。

● 高血压亚急症的治疗：在 24～48 小时将血压缓慢降至 160/100 mmHg。没有证据说明紧急降压治疗可以改善预后。许多高血压亚急症患者可通过口服降压药控制。

6.12.1 定义和评估

高血压急症是指原发性或继发性高血压患者在某些诱因作用下，血压突然和显著升高（一般超过 180/120 mmHg），同时伴有进行性心、脑、肾等重要靶器官功能不全的表现。包括高血压脑病、高血压伴颅内出血（脑出血和蛛网膜下隙出血）、脑梗死、心力衰竭、急性冠状动脉综合征（不稳定型心绞痛、急性心肌梗死）、主动脉夹层、嗜铬细胞瘤危象、使用毒品如安非他明、可卡因、迷幻药等、围术期高血压、子痫前期或子痫等[111,294]。应注意血压水平的高低与急性靶器官损害的程度并非成正比。一部分高血压急症并不伴有特别高的血压值，如并发急性肺水肿、主动脉夹层、心肌梗死等，而血压仅为中度升高，但对靶器官功能影响重大，也应视为高血压急症。

高血压亚急症是指血压显著升高但不伴急性靶器官损害。患者可以有血压明显升高造成的症状，如头痛、胸闷、鼻出血、烦躁不安等。多数患者服药顺从性不好或治疗不足。

区别高血压急症与高血压亚急症的唯一标准，并非血压升高的程度，而是有无新近发生的急性进行性的靶器官损害。可疑高血压急症患者，应进行详尽评估，以明确是否为高血压急症，但初始治疗不要因对患者整体评价过程而延迟。

6.12.2 高血压急症的治疗[111,295]

（1）治疗原则：应持续监测血压及生命体征；去除或纠正引起血压升高的诱因及病因；酌情使用有效的镇静药以消除恐惧心理；尽快静脉应用合适的降压药控制血压，以阻止靶器官进一步损害，对受损的靶器官给予相应的处理；降低并发症并改善结局。

（2）药物选择：根据受累的靶器官及肝肾功能状态选择药物。理想的药物应能预期降压的强度和速度，保护靶器官功能，并方便调节。常用高血压急症的药物见表 13。经过初始静脉用药血压趋于平稳，可以开始口服药物，静脉用药逐渐减量至停用。

（3）降压的幅度及速度：在不影响脏器灌注基础上降压，渐进地将血压调控至适宜水平。初始阶段（1 小时内）血压控制的目标为平均动脉压的降低幅度不超过治疗前水平的25%。在随后的 2～6 小时内将血压降至较安全水平，一般为 160/100 mmHg 左右。如果可耐受，在以后 24～48 小时逐步降压达到正常水平。对于妊娠合并高血压急症的患者，应尽快、平稳地将血压控制到相对安全的范围（<150/100 mmHg），并避免血压骤降而影响胎盘血液循环。

不同靶器官受损的高血压急症降压的幅度及速度不同。如为合并急性冠脉综合征、急性左心衰，需要尽快将血压降至可以改善心脏供血、降低心肌氧耗量、改善心功能的水平。如为合并主动脉夹层，应该迅速降压至维持组织脏器基本灌注的最低血压水平，一般需要联合使用降压药，并要重视足量 β 受体阻滞剂的使用，如不适用（如气道阻力增加），可考虑改用非二氢吡啶类 CCB。

（4）注意事项：高血压急症的血压控制是在保证重要脏器灌注基础上的迅速降压。已经存在靶器官损害的患者，过快或过度降压容易导致其组织灌注压降低，诱发缺血事件，应注意避免。

表 13 高血压急症静脉注射或肌内注射用降压药

药名	剂量	起效时间	持续时间	不良反应
硝普钠	6.25～12.5 μg/min 起泵入，根据血压调整剂量（围术期高血压） 0.25～10 μg/（kg·min）IV（高血压急症）起始剂量 0.3～0.5 μg/（kg·min），根据血压反应可逐渐增加剂量；最大剂量 10 μg/（kg·min）（妊娠高血压；其安全级别 C 级）	立即	2～10 分钟	低血压、心动过速、头痛、肌肉痉挛。连续使用超过 48～72 小时或剂量>2 g/（kg·min）时可能导致氰化物中毒
硝酸甘油	5～100 μg/min IV（高血压急症合并心肌缺血）	2～5 分钟	5～10 分钟	头痛、呕吐
酚妥拉明	2.5～5 mg IV（诊断嗜铬细胞瘤及治疗其所致的高血压发作，包括手术切除时出现的高血压，也可根据血压对本品的反应用于协助诊断嗜铬细胞瘤）	1～2 分钟	10～30 分钟	心动过速、头痛、潮红
尼卡地平	0.5～10 μg/（kg·min）IV，（围术期高血压，高血压急症）起始剂量 5 mg/h，据血压反应逐渐增加至 15 mg/h（妊娠高血压，安全级别 C 级）	5～10 分钟	1～4 小时	心动过速、头痛、周围水肿、心绞痛、恶心、头晕，与硫酸镁合用可能抑制子宫收缩
艾司洛尔	0.15～0.3 mg/（kg·min）泵入（围术期高血压）250～500 μg/kg IV 继以 50～300 μg/（kg·min）静滴（高血压急症）	1～2 分钟	10～20 分钟	低血压、恶心
美托洛尔	3～5 mg 静推，间隔 5 分钟重复，最大可用到 15 mg（围术期高血压）	5～10 分钟	5～10 小时	低血压、心力衰竭、心脏传导阻滞、头晕、疲劳、抑郁、支气管痉挛
拉贝洛尔	25～50 mg IV 15 分钟可重复,总量可达 200 mg;也可静脉泵入，1～4 mg/min（围术期高血压）20～80 mg IV，0.5～2.0 mg/min 静滴（高血压急症）	5～10 分钟	3～6 小时	恶心、呕吐、头麻、支气管痉挛、传导阻滞、体位性低血压
乌拉地尔	10～50 mg IV 6～24 mg/h	5 分钟	2～8 小时	低血压、头晕、恶心、疲倦
依那普利拉	1.25～5 mg 每 6 h IV	15～30 分钟	6～12 小时	高肾素状态血压陡降、变异度较大
地尔硫䓬	5～10 mg IV，或 5～15 μg/（kg·min）泵入（围术期高血压，高血压急症）	5 分钟	30 分钟	心动过缓、房室传导阻滞、低血压、心力衰竭、外周水肿、头痛、便秘、肝毒性
肼苯哒嗪	10～20 mg IV 10～40 mg IM	10～20 分钟 20～30 分钟	1～4 小时 4～6 小时	心动过速、潮红、头痛、呕吐、心绞痛加重
非诺多泮	0.03～1.6 μg/（kg·min）IV	<5 分钟	30 分钟	心动过速、头痛、恶心、潮红
硫酸镁*	5 g 稀释至 20 ml,静脉慢推 5 分钟,继以 1～2 g/h 维持；或 5 g 稀释至 20 ml，每 4 小时一次深部肌内注射。总量 25～30 g/d（妊娠高血压，严重先兆子痫）			当尿量<600 ml/d、呼吸<16 次/分、腱反射消失时应及时停药

注：IV：静脉注射；IM：肌内注射；*非高血压药物；急症降压药使用详见各种药物的说明书

6.12.3 高血压亚急症的治疗

在 24～48 小时将血压缓慢降至 160/100 mmHg。没有证据说明紧急降压治疗可以改善预后。可通过口服降压药控制，如 CCB、ACEI、ARB、β 受体阻滞剂、α 受体阻滞剂等，还可根据情况应用襻利尿剂。初始治疗可以在门诊或急诊室，用药后观察 5～6 小时。2～3 天后门诊调整剂量，此后可应用长效制剂控制至最终的目标血压水平。急诊就诊的高血压亚急症患者在血压初步控制后，应调整口服药物治疗的方案，定期门诊调整治疗。具有高危因素的高血压亚急症如伴有心血管疾病的患者也可以住院治疗。

6.13 围术期高血压的血压管理

> **要点 6L**
> - 术前服用 β 受体阻滞剂和 CCB 可以继续维持，不建议继续使用 ACEI 及 ARB。
> - 年龄＜60 岁患者血压应控制＜140/90 mmHg；年龄≥60 岁，如不伴糖尿病、慢性肾病，SBP 应＜150 mmHg；高龄患者（＞80 岁），SBP 应维持在 140～150 mmHg，如伴糖尿病、慢性肾病，血压控制目标＜140/90 mmHg[111,216,296]。

6.13.1 围术期高血压的定义和危险因素[66,297,298]

（1）定义：围术期高血压是指从确定手术治疗到与本手术有关的治疗基本结束期间内，患者的血压（SBP、DBP 或平均压）升高幅度大于基础血压的 30%，或 SBP≥140 mmHg 和（或）DBP≥90 mmHg。围手术高血压危象指的是围术期的过程中出现短时间血压增高，并超过 180/110 mmHg。

（2）常见的疾病高危因素：既往有高血压病史，术前血压控制不理想，有继发高血压或颅内高压者，有紧张、焦虑、恐惧、睡眠等心理因素不良，尤其是 DBP 超过 110 mmHg 者易发生围术期血压波动。

（3）易发生高血压的手术类型有：颈动脉、腹部主动脉、外周血管、腹腔和胸腔手术。严重高血压容易发生在心脏、大血管（颈动脉内膜剥脱术、主动脉手术）、神经系统和头颈部手术、肾脏移植以及大的创伤（烧伤或头部创伤）等手术中。

6.13.2 围术期高血压控制原则和目标[299]

（1）控制原则：基本原则是保证重要脏器灌注，降低心脏后负荷，维护心功能。术前服用 β 受体阻滞剂和 CCB 可以继续维持，不建议继续使用 ACEI 及 ARB。

（2）血压控制的目标：年龄＜60 岁患者血压应控制＜140/90 mmHg；年龄≥60 岁，如不伴糖尿病、CKD，SBP 应＜150 mmHg；高龄患者（＞80 岁），SBP 应维持在 140～150 mmHg，如伴糖尿病、CKD，血压控制目标＜140/90 mmHg[111,216,296]。进入手术室后血压仍高于 180/110 mmHg 的择期手术患者，建议推迟手术，如确有手术需要（如肿瘤伴少量出血），家属同意可手术。术前重度以上（＞180/110 mmHg）高血压者，不建议在数小时内紧急降压治疗，否则常带来重要靶器官缺血及降压药物的副作用。原则上对轻、中度高血压（＜180/110 mmHg）可进行手术[101,300,301]。对危及生命的紧急状况，为抢救生命，不论血压多高，都应急诊手术；对严重高血压合并威胁生命的靶器官损害及状态，如高血压伴左心衰、不稳定心绞痛或变异型心绞痛、少尿型肾衰竭、严重低钾血症（＜2.9 mmol/L）等，应在短时间内采取措施改善生命脏器功能。

6.13.3 围手术期高血压的药物治疗

通常需要静脉降压药物，即刻目标是在 30～60 分钟内使 DBP 降至 110 mmHg，或降低 10%～15%，但不超过 25%。如可以耐受，在随后 2～6 小时将血压降低至 160/100 mmHg。主动脉夹层患者降压速度应更快，在 24～48 小时内将血压逐渐降至维持组织脏器基本灌注的最低血压水平。应选用起效迅速的药物（表 13）。

7 高血压防治对策和策略

要点 7
- 将高血压防治纳入当地医疗卫生服务系统中并制定相应政策，包括监督考核制度、资源分配与人事安排方案等。
- 社区高血压防治应采用"全人群"和"高危人群"相结合的策略。
- 高血压需要终生管理。有条件的地方应采用现代信息技术（互联网+及电子数字技术）辅助疾病管理及专家咨询。

7.1 防治政策及卫生服务体系

绝大部分高血压可以预防，可以控制，却难以治愈。有效地预防高血压的发生，及时发现并诊断血压升高的个体，维持健康血压、持续控制达标的系统管理是预防整个人群心脑血管疾病及肾病的发生与死亡的重要措施。因此，政府的政策支持，全社会（患者及非患者）的参与才能有效防控高血压，而防治政策应该是可执行的、经济有效的，并且是可持续的。

7.1.1 健康生活方式

预防高血压的发生和有效地控制高血压患者的风险水平都需要全面提倡健康的生活方式。健康促进主导者是政府的各部门，实施者是全社会。落实控烟措施，限制过量饮酒，减少食盐摄入，增加运动及健康饮食，除了全民健康教育外，还需要相应的法律法规的支持。此外，应在工作场所、学校及生活社区规划适宜的运动区域，提供安全的食物和健康食物的选择，通过价格和税收杠杆控制烟酒消费，文化教育媒体相关部门应广泛宣传健康的生活方式，树立履行健康生活方式的榜样，引导大众特别是青少年的健康行为。医疗卫生服务机构应对患者提供健康生活方式指导，为严重酒精和烟草依赖的患者提供医疗干预。

7.1.2 系统管理高血压

系统管理高血压（为所有居民提供公平的持续的筛查、诊断、治疗、转诊及长期随访）主要是卫生服务体系和全体居民的共同责任。这包括以下四个方面。

（1）将高血压的预防及治疗纳入当地医疗卫生服务政策中。包括：①在经费开支方面支持适合当地高血压流行状况及经济条件的检出和管理方案，以及药物治疗的优惠政策等；②支持对所服务范围的社区医生提供定期培训，允许非临床医生、护士、药师等培训后参与高血压患者的筛查、生活方式指导；③对复杂或难治的高血压患者提供顺畅的双向转诊通道；④将高血压的防治质量及效果作为各级医疗卫生服务机构业绩考核的主要评估指标。

（2）高血压一旦发生，就需要终生管理。有效的管理是预防严重的心脑血管疾病等并发症的关键。基层医疗卫生服务部门是高血压防治的第一线，必须担负起高血压检出、登记、治疗及长期系统管理的主要责任。

（3）有条件的地方应建立或加强统一的电子化的心脑血管疾病管理及专家咨询网络。统一的联网的电子化医疗卫生服务信息管理系统可明显提高高血压患者治疗和管理的效率。此外心脑血管疾病的专家咨询网络可以为基层医护人员提供继续教育或为患者提供即时的指导意见和建议，从而提高高血压患者的管理水平。

（4）建立并实施以医学科研证据为基础、以服务质量与结局为指标、以全社区的心血管健康为目标的监督考核制度和以考核成绩为指导的资源分配与人事安排的卫生服务政策。

7.2　社区高血压防治策略

社区高血压防治要采取面对全人群、高血压易患（高危）人群和患者的综合防治策略，一级预防、二级预防与三级预防相结合的综合一体化的干预措施。

7.2.1　全人群策略

全人群的策略主要采用健康促进的理论，强调以下几方面。

（1）政策发展与环境支持：在提倡健康生活方式，特别是强调减少食盐的摄入和控制体重，促进高血压的早期检出和治疗方面发展政策和创造支持性环境。

（2）健康教育：社区健康教育责任师应争取当地政府的支持和配合，对社区全人群开展多种形式的高血压防治的宣传和教育。

（3）社区参与：以现存的卫生保健网为基础，多部门协作，动员全社区参与高血压防治工作。

（4）场所干预：健康促进的场所分为 5 类：①全市，②医院，③居民社区，④工作场所，⑤学校。

根据不同场所的特点制定和实施高血压的干预计划。

7.2.2　高血压高危（易患）人群策略

社区高危人群的干预主要强调早期发现可能导致高血压的易患因素并加以有效干预，预防高血压的发生。

（1）高血压易患人群的筛选：高血压易患因素主要包括正常高值血压、超重和肥胖、酗酒和高盐饮食。

（2）高血压易患人群的防治策略：①健康体检：健康体检要包括一般询问、身高、体重、血压测量、尿常规，测定血糖、血脂、肾功能、心电图等；②控制危险因素的水平：与一般人群策略相同，体检出的高危个体进行随访管理和生活方式指导。

8 高血压的社区规范化管理

> **要点 8**
> ● 及时检出高血压是防治的第一步。如无条件进行人群筛查可建立"首诊测血压"机制及提供其他机会性测血压的条件。
> ● 将高血压的管理融入全科医生的日常医疗工作中，建立以全科医生为主体的高血压分级诊治体系并保持双向转诊通畅。有条件的地方应逐步建立网络化的信息管理系统。
> ● 采用多种方式提高患者的防病知识和自我保健意识。在有条件的地方，正确推广使用家庭血压测量技术。

社区规范化的高血压管理方案可以提高患者的知晓率、治疗率和控制率[302]。面对目前高血压控制率不高的问题，需要规范和合理化抗高血压药物的使用，以改善我国高血压常规药物治疗现状，进而提高高血压的控制率[303]。

8.1 高血压的筛查与登记

成人全科门诊首次就诊的患者和就诊的高血压患者应一律测量血压。新发现的高血压患者需登记列入管理范围。

8.2 初诊高血压患者的管理

初诊高血压患者的管理见表 14。

表 14 初诊高血压患者的管理

初　诊	随　访
判断是否有靶器官损害	血压及有关的症状和体征
判断是否有继发性高血压的可能	治疗的副作用
对高血压患者进行心血管综合危险度评估，确定是否要	影响生活方式改变和药物治疗依从性的障碍
干预其他心血管危险因素	
给予生活方式指导和药物治疗	
制定下一次随访日期	
建议家庭血压监测	
登记并加入高血压管理	

8.3 高血压长期随访的分级管理

根据基层卫生服务机构的条件和医师的情况，建议在基层高血压患者长期随访中，根据患者血压是否达标分为一、二级管理。随访的主要内容是观察血压、用药情况、不良反应，同时应关注心率、血脂、血糖等其他危险因素、靶器官损害和临床疾患。分级管理可有效地利用现有资源，重点管理未达标的高血压患者，提高血压控制率。分级随访管理内容见表 15。

表 15　高血压分级随访管理内容

项目	一级管理	二级管理
管理对象	血压已达标患者	血压未达标患者
非药物治疗	长期坚持	强化生活方式干预并长期坚持
随访频率	3 月 1 次	2～4 周 1 次
药物治疗	维持药物治疗 保持血压达标	根据指南推荐，调整治疗方案

注：随访内容：血压水平、治疗措施、不良反应、其他危险因素干预、临床情况处理等。根据患者存在的危险因素、靶器官损害及伴随临床疾病，可定期或不定期进行血糖、血脂、肾功能、尿常规、心电图等检查

高血压随访的方式以门诊随访和电话随访为主，有条件的特别是中青年人群可用网络随访。

8.4　高血压患者的健康教育

由高血压管理团队共同负责高血压患者的健康教育[304]，主要内容见表 16。

表 16　高血压患者的健康教育内容

正常人群	高血压的高危人群	已确诊的高血压患者
• 什么是高血压，高血压的危害，健康生活方式，定期监测血压 • 高血压是可以预防的	• 什么是高血压，高血压的危害，健康生活方式，定期监测血压 • 高血压的危险因素，有针对性的行为纠正和生活方式指导	• 什么是高血压，高血压的危害，健康生活方式，定期监测血压 • 高血压的危险因素，有针对性的行为纠正和生活方式指导 • 高血压的危险因素及综合管理 • 非药物治疗与长期随访的重要性和坚持终身治疗的必要性 • 高血压是可以治疗的，正确认识高血压药物的疗效和不良反应 • 高血压自我管理的技能

8.5　高血压患者的远程管理

各地区可因地制宜，积极创造条件，逐步建立临床信息系统和包括高血压在内的慢病管理信息系统。

有条件的可进一步建立高血压及相关疾病远程管理平台，通过具备远程传输功能的电子血压计监测患者的院外血压数据，使患者足不出户就可以得到医生的指导建议，实现患者门诊随访之间的院外血压的动态管理，进而达到改善患者治疗依从性，进一步提升基层高血压管理的质量。

8.6　团队建设

社区卫生服务中心应组建由医生、护士和健康责任师（或医生助理）等组成的高血压管理团队，定期接受培训，共同承担高血压患者的管理。团队成员应有明确的分工和职责，并要制定团队工作流程。

8.7　高血压患者的分级诊疗

随着分级医疗改革的推进，应逐步明确各级医疗机构高血压诊治的功能定位，全科医生

是高血压防治的主力军，要将高血压的管理融入全科医生的日常医疗工作中，开通双向转诊通道，进一步提高高血压的控制率。

8.7.1　社区初诊高血压转出条件

（1）合并严重的临床情况或靶器官损害，需要进一步评估治疗；

（2）多次测量血压水平达 3 级，需要进一步评估治疗；

（3）怀疑继发性高血压患者；

（4）妊娠和哺乳期妇女；

（5）高血压急症及亚急症；

（6）因诊断需要到上级医院进一步检查。

8.7.2　社区随诊高血压转出条件

（1）采用 2 种以上降压药物规律治疗，血压仍不达标者；

（2）血压控制平稳的患者，再度出现血压升高并难以控制者；

（3）血压波动较大，临床处理有困难者；

（4）随访过程中出现新的严重临床疾患或原有疾病加重；

（5）患者服降压药后出现不能解释或难以处理的不良反应；

（6）高血压伴发多重危险因素或靶器官损害而处理困难者。

8.7.3　上级医院转回基层社区的条件

（1）高血压诊断已明确；

（2）治疗方案已确定；

（3）血压及伴随临床情况已控制稳定。

8.8　高血压患者的自我管理

所有高血压患者都应该不同程度的参与自我管理。

（1）改善依从性：全科医生应该利用自己的知识和技能，资源及患者喜欢的方式来帮助患者增强防治高血压的主动性及降压药物治疗的依从性。

（2）患者自我管理小组：与居委会或村委会结合，开展高血压患者的教育。

（3）家庭血压测量：指导患者开展家庭自我测量血压，建议有条件的患者使用经过国际标准认证合格的上臂式自动血压计自测血压。指导患者掌握测量技术和规范操作，如实记录血压测量结果，随访时提供给医务人员作为治疗参考。

9 继发性高血压

> **要点9**
> ● 新诊断高血压患者应该进行常见的继发性高血压筛查。
> ● 难治性高血压应考虑继发性高血压的可能性,必要时建议到相关专科就诊。

继发性高血压也称为症状性高血压,是由某些疾病在发生发展过程中产生的症状之一,当原发病治愈后血压也会随之下降或恢复正常。继发性高血压除了高血压本身造成的危害以外,与之伴随的电解质紊乱、内分泌失衡、低氧血症等还可导致独立于血压之外的心血管损害,其危害程度较原发性高血压更大[305-308],早期识别、早期治疗尤为重要。新诊断高血压患者应该进行常见的继发性高血压筛查。难治性高血压应该考虑到继发性高血压的可能性[309]。必要时建议到高血压专科或相应的内分泌、肾病等专科就诊。

9.1 肾实质性高血压

常见导致肾脏实质性高血压的疾病包括各种原发性肾小球肾炎(IgA 肾病、局灶节段肾小球硬化、膜增生性肾小球肾炎等);多囊肾性疾病;肾小管–间质疾病(慢性肾盂肾炎、梗阻性肾病、反流性肾病等);代谢性疾病肾损害(糖尿病肾病等);系统性或结缔组织疾病肾损害(狼疮性肾炎、硬皮病等);单克隆免疫球蛋白相关肾脏疾病(轻链沉积病);遗传性肾脏疾病(Liddle 综合征等)。

肾实质性高血压的诊断依赖于:肾脏病史;蛋白尿、血尿;肾功能异常;eGFR 降低;肾脏大小、形态异常;必要时行肾脏病理活检。同时需与高血压引起的肾脏损害相鉴别,前者肾脏病变的发生常先于高血压或与其同时出现;血压较高且难以控制;蛋白尿 / 血尿发生早、程度重、肾脏功能受损明显。

肾实质性高血压患者应予低盐饮食(NaCl<6.0 g/d,Na<2.3 g/d)。肾功能不全者,宜选择高生物价优质蛋白 [0.3~0.6 g/(kg·d)],保证足够能量摄入,配合α-酮酸治疗;目标血压 130/80 mmHg;有蛋白尿的患者首选 ACEI 或 ARB 作为降压药物;长效 CCB、利尿剂、β受体阻滞剂、α受体阻滞剂均可作为联合治疗的药物[66]。

9.2 肾动脉狭窄及其他血管病引起的高血压

9.2.1 肾动脉狭窄

肾动脉狭窄的主要特征是肾动脉主干或分支狭窄,导致患肾缺血,肾素-血管紧张素系统活性明显增高,引起高血压及患肾功能减退。肾动脉狭窄是引起高血压和(或)肾功能不全的重要原因之一,患病率约占高血压人群的 1%~3%。动脉粥样硬化是引起我国肾动脉狭窄的最常见病因,约为 82%,其次为大动脉炎(约 12%)、纤维肌性发育不良(约 5%)及其他病因占 1%[310, 311]。

肾动脉狭窄诊断目的包括:①明确病因;②明确病变部位及程度;③血流动力学意义;

④血管重建是否能获益。经动脉血管造影目前仍是诊断肾动脉狭窄的金标准。药物降压是肾血管性高血压的基础治疗，CCB 是安全有效药物，ACEI 或 ARB 是最有针对性的药物，但慎用于单功能肾或双侧肾动脉狭窄。对于有病理生理意义的严重肾动脉狭窄（直径狭窄＞70%），如出现血压控制不良、肾萎缩或肾功能减退，建议行血管重建[312]。血管重建策略首选腔内治疗，失败病变建议行开放直视手术。

9.2.2 主动脉狭窄

主动脉狭窄包括先天性及获得性主动脉狭窄。先天性主动脉缩窄表现为主动脉的局限性狭窄或闭锁，发病部位常在主动脉峡部原动脉导管开口处附近，个别可发生于主动脉的其他位置。获得性主动脉狭窄主要包括大动脉炎、动脉粥样硬化及主动脉夹层剥离等所致的主动脉狭窄。本病的基本病理生理改变为狭窄所致血流再分布和肾组织缺血引发的水钠潴留和 RAS 激活，结果引起左心室肥厚、心力衰竭、脑出血及其他重要脏器损害。主动脉狭窄主要表现上肢高血压，而下肢脉弱或无脉，双下肢血压明显低于上肢（ABI＜0.9），听诊狭窄血管周围有明显血管杂音。根据具体病情选择腔内治疗或开放手术。活动期大动脉炎需给予糖皮质激素及免疫抑制剂治疗。

9.3 阻塞性睡眠呼吸暂停综合征

阻塞性睡眠呼吸暂停综合征（OSAS）包括睡眠期间上呼吸道肌肉塌陷，呼吸暂停或口鼻气流量大幅度减低，导致间歇性低氧、睡眠片段化、交感神经过度兴奋、神经体液调节障碍等。该类患者中高血压的发病率约 35%～80%[313]。

多导睡眠呼吸监测仪（PSG）是诊断 OSAS 的"金标准"；呼吸暂停低通气指数（AHI）是指平均每小时睡眠呼吸暂停低通气的次数，依据 AHI 可分为轻、中、重三度，轻度：AHI 5～15 次/小时；中度：AHI 15～30 次/小时；重度：AHI ≥30 次/小时。

生活模式改良是治疗的基础，包括减重、适当运动、戒烟限酒、侧卧睡眠等；对轻度 OSAS 的患者，建议行口腔矫正器治疗；轻度 OSAS 但症状明显（如白天嗜睡、认知障碍、抑郁等），或并发心脑血管疾病和糖尿病等的患者，以及中、重度 OSAS 患者（AHI＞15 次/小时），建议给予无创通气（CPAP）治疗。

9.4 原发性醛固酮增多症及其他内分泌性高血压

9.4.1 原发性醛固酮增多症

原发性醛固酮增多症（原醛症）是肾上腺皮质球状带自主分泌过多醛固酮，导致高血压、低钾血症、肾素活性受抑为主要表现的临床综合征。常见类型有醛固酮瘤（35%）、特发性醛固酮增多症（60%），其他少见类型有肾上腺皮质癌、家族性醛固酮增多症，如糖皮质激素可抑制性醛固酮增多症（GRA）。原发性醛固酮增多症在高血压人群中约占 5%～10%，仅有部分存在低血钾，在难治性高血压中约占 20%，其增加代谢综合征、动脉硬化和心脑血管病的风险[314, 315]。

临床诊断流程包括筛查、确诊、分型三个步骤。筛查主要采用血醛固酮/肾素比值（ARR）[304]。筛查对象为：难治性高血压、高血压合并自发性或利尿药诱发低钾血症、或肾上腺意外瘤、或一级亲属患原醛症、睡眠呼吸暂停综合征、早发高血压或心血管事件家族史（＜40 岁）。

确诊试验主要有：高钠饮食试验、静脉生理盐水试验、氟氢可的松抑制试验及卡托普利试验。分型诊断方法包括肾上腺影像学检查和分侧肾上腺静脉取血（AVS）。有手术意愿的适应证者需行 AVS 检查，仅对年龄小于 35 岁具有典型表现（高醛固酮、PRA 受抑、低钾血症、肾上腺单侧占位）的可免于 AVS 检查。治疗包括外科手术及内科药物治疗。小于 35 岁并单侧腺瘤或大结节（>1 cm）者或经 AVS 确诊单侧优势分泌的腺瘤或结节采取手术治疗。无手术适应证、无手术意愿或不能耐受手术治疗者，采取药物治疗。一线用药为盐皮质激素受体拮抗剂，推荐首选螺内酯。

9.4.2 嗜铬细胞瘤/副神经节瘤

嗜铬细胞瘤是来源于肾上腺髓质或肾上腺外神经链嗜铬细胞的肿瘤，瘤体可分泌过多儿茶酚胺（CA），引起持续性或阵发性高血压和多个器官功能及代谢紊乱，是临床可治愈的一种继发性高血压。其临床表现可为阵发性、持续性或阵发性加重的高血压；高血压发作时常伴头痛、心悸、多汗三联征，可伴有糖、脂代谢异常。儿茶酚胺及其代谢产物的测定是其定性诊断的主要方法，建议增强 CT 作为胸、腹、盆腔病灶，磁共振成像（MRI）作为颅底和颈部病灶首选定位方法。另外间碘苄胍（MIBG）、[18]F-FDG PET 及生长抑素显像对转移性、肾上腺外的肿瘤可进行功能影像学定位。手术切除肿瘤是重要的治疗方法。术前可先服用 α 受体阻滞剂。不要在未用 α 受体阻滞剂的情况下使用 β 受体阻滞剂。术后应终生随访。

9.4.3 库欣综合征

库欣综合征（CS）即皮质醇增多症，过高的皮质醇血症可伴发多种合并症，引起向心性肥胖、高血压、糖代谢异常、低钾血症和骨质疏松为典型表现的综合征。典型的临床表现为向心性肥胖、满月脸、多血质、皮肤紫纹等。CS 的定性、定位诊断及治疗比较复杂，建议积极与高血压专科或内分泌科的医生沟通和协作。CS 相关高血压起始治疗首选 ACEI 或 ARB 类降压药物，如果血压仍高于 130/80 mmHg，则根据疾病的严重程度和有无合并低钾血症，可选择与盐皮质激素受体拮抗剂或 CCB 联合；如果血压仍高于 130/80 mmHg，可在此基础上加用α-受体阻滞剂或硝酸制剂，滴定剂量后血压仍不能达标，可再谨慎选用β 受体阻滞剂和利尿剂。

9.5 其他少见的继发性高血压

根据已有的流行病学数据资料，临床上尚可见到一些少见病因导致的血压升高，它们在高血压病因构成中所占比例均小于 1%，主要包括甲状腺功能异常、甲状旁腺功能亢进症、肾素瘤等。

9.6 药物性高血压

药物性高血压是常规剂量的药物本身或该药物与其他药物之间发生相互作用而引起血压升高，当血压>140/90 mmHg 时即考虑药物性高血压（表17）。涉及的药物主要包括：①激素类药物；②中枢神经类药物；③非类固醇类抗炎药物；④中草药类；⑤其他。原则上，一旦确诊高血压与用药有关，应该尽量停用这类药物，换用其他药物或者采取降压药物治疗。

表 17　导致药物性高血压的常见药物、作用机制及治疗

	分类	常见药物	作用机制	治疗和注意事项
激素类	雌激素	雌二醇、尼尔雌醇、倍美力孕三烯酮、去氧孕烯 - 炔雌醇	①钠水潴留 ②RAS 激活 ③胰岛素抵抗	利尿剂 ACEI（ARB） β 受体阻滞剂
	孕激素	安宫黄体酮、炔诺酮、醋酸甲羟孕酮	大剂量用药会产生肾上腺皮质激素反应	
	雄激素	甲睾酮、苯丙酸诺龙、康力龙	①诱发红细胞增多症 ②影响钾离子通道和雄激素受体的调节，导致氮、钠、钾、磷的潴留和胰岛素抵抗	
	催产素		大剂量使用时出现抗利尿作用	
	垂体后叶素		①收缩小动脉 ②促使肾脏对水的重吸收增加	
	糖皮质激素	氢化可的松、强的松、地塞米松	皮质醇和皮质酮均有盐皮质激素活性	注意血钾变化 利尿剂 CCB ACEI（ARB）
	盐皮质激素	9α-氟氢皮质素、醋酸脱氧皮质酮油剂	增加钠的重吸收和促进钾的排泄	利尿剂 注意血钾变化
	甲状腺素钠	优甲乐	交感神经系统兴奋性增高	
影响交感神经兴奋的药物	麻醉药	氯胺酮、地氟烷、七氟醚、盐酸纳洛酮	交感神经兴奋性增高	α 受体阻滞剂 氯压定、地尔硫䓬
		利他林、苯丙胺、可卡因	促使多巴胺和 NE 从神经末梢释放并阻断其回收，使相应的突触部位含量增高和作用时间延长	α 受体阻滞剂 维拉帕米 硝酸甘油
	抗震颤麻痹	左旋多巴	刺激突触后膜的多巴胺受体发挥抗震颤麻痹作用同时有升压作用	
	减肥药	西布曲明	抑制脑内 5-羟色胺及 NE 的再摄取，增加突触间隙含量，交感神经兴奋性增高	其他方式减轻体重 ACEI（ARB） β 受体阻滞剂
	肾上腺素 β₂ 受体激动剂	硫酸沙丁胺醇、盐酸班布特罗、硫酸特布他林、氯丙那林	激活腺苷酸环化酶，增加细胞内环磷腺苷的合成	慎用于嗜铬细胞瘤或甲状腺功能亢进
	茶碱类	氨茶碱、多索茶碱、二羟丙茶碱	促进内源性肾上腺素和去甲肾上腺素释放的增加	
非类固醇类抗炎药		吲哚美辛、炎痛、布洛芬、保泰松、西乐葆、奥斯克、英太青	①水钠潴留 ②减少循环中前列腺素的含量 ③肾脏损伤	CCB ACEI（ARB）
中草药	甘草类	甘利欣 胆酸、生胃酮	①抑制 11β-羟类醇脱氢酶的活性 皮质醇介导的盐皮质类固醇产生过多而发生血压升高 ②阻止前列腺素的合成 ③抑制组胺的合成及释放	利尿剂 CCB ACEI（ARB）
	麻黄素类	麻黄素滴鼻剂，麻黄素与氯苯那敏、苯海拉明等配伍	①直接激动肾上腺素 α 和 β₂ 受体 ②间接促进 NE 神经递质的释放 ③较显著的中枢兴奋作用	α 受体阻滞剂 β 受体阻滞剂

	分类	常见药物	作用机制	治疗和注意事项
其他	单胺氧化酶抑制剂类	异烟肼、呋喃唑酮、酮康唑；利血平；三环类抗抑郁药	拮抗单胺氧化酶及其他酶类，不利于细胞内外的儿茶酚胺的灭活而使血管收缩作用增强	α 受体阻滞剂
	噻唑烷二酮类	马来酸罗格列酮、吡格列酮	钠水潴留	严重心衰者慎用
	重组人促红细胞生成素		①血管收缩与细胞内的钙稳态及交感神经兴奋性增加 ②刺激血管内皮细胞内皮素合成 ③红细胞增多症 ④遗传学机制	首选 CCB 或 α 受体阻滞剂，利尿剂和 ACEI 降压不敏感
	环孢素和免疫抑制剂	环孢素 A、他克莫司	①交感神经系统的激活 ②血容量扩张时利尿反应迟钝 ③NO 介导的血管舒张功能受损和内皮素释放增加 ④阻断神经钙蛋白后肾交感神经传入神经被激活	CCB（可能增加血环孢菌素浓度） 多种降压药物联合使用（含氯压定）

9.7 单基因遗传性高血压

单基因遗传性高血压的突变大部分与肾脏肾单位离子转运蛋白或 RAS 组分发生基因突变所致功能异常相关，主要分为以下几类：①基因突变直接影响肾小管离子通道转运系统相关蛋白功能：包括 Liddle 综合征、Gordon 综合征、拟盐皮质激素增多症、盐皮质类固醇受体突变导致妊娠加重的高血压等；②基因突变导致肾上腺类固醇合成异常：包括家族性醛固酮增多症Ⅰ、Ⅱ、Ⅲ型、先天性肾上腺皮质增生症（11-β 羟化酶缺乏症、17α-羟化酶/17，20 裂解酶缺乏症）、家族性糖皮质激素抵抗；③以嗜铬细胞瘤等为代表的各种神经内分泌肿瘤、高血压伴短指畸形、多发性内分泌肿瘤（multipleendocrineneoplasm，MEN）和 VHL（Von Hippel-Lindau）综合征等。

10 研究展望

2015 年中国疾病预防控制中心研究人员发表我国疾病负担文章，表明 1990－2013 年脑卒中年龄标化死亡率下降 21%，出血性卒中标化死亡率下降 38%[316]。脑卒中尤其是出血性卒中是高血压的主要并发症，这从结局方面反映了高血压防治取得一定效果。目前我国正在进行的高血压重要研究包括中国正常高值血压伴心血管危险因素的干预研究（CHINOM），脑卒中后患者最佳血压控制方案研究（SHOT），老年高血压患者降压靶目标的干预策略研究（STEP），老年收缩期高血压研究-2（Syst-China-2），血压正常高值或临界高血压合并 2 型糖尿病人群降压干预研究（IPAD），脑卒中一级预防研究-2（CSPPT-2）等。国家新药创制科技重大专项《马来酸左旋氨氯地平与苯磺酸氨氯地平的比较效果研究（LEADER 研究）》正在总结报告中，届时将发布重要结果供临床参考。CHIEF 研究也将陆续总结研究心血管事件的数据。

利益冲突声明（排名不分先后）

在本指南修订期间，阿斯利康投资（中国）有限公司、拜耳医药保健有限公司、北京双鹤药业经营有限责任公司、国药控股分销中心有限公司、海正辉瑞制药有限公司、杭州默沙东制药有限公司、乐普药业科技有限公司、默克雪兰诺有限公司、赛诺菲（杭州）制药有限公司、深圳信立泰药业股份有限公司、施维雅（天津）制药有限公司、天津田边制药有限公司、西藏康哲药业发展有限公司、南京正大天晴制药有限公司、江苏先声药业有限公司、北京诺禾心康基因科技有限公司、北京精准高心健康管理有限公司支持了修订工作会议，但不参与或影响指南学术内容及证据评估，指南保持独立性。

参 考 文 献

［1］ Wang Z，Chen Z，Zhang L，et al. Status of Hypertension in China：Results from the China Hypertension Survey，2012-2015. Circulation，2018.

［2］ 李立明，饶克勤，孔灵芝，等. 中国居民 2002 年营养与健康状况调查. 中华流行病学杂志，2005，26（7）：478-484.

［3］ 胡以松，姚崇华，王文志，等. 2002 年中国部分民族高血压患病情况. 卫生研究，2006（05）：573-575.

［4］ Gu D，Wildman RP，Wu X，et al. Incidence and predictors of hypertension over 8 years among Chinese men and women. J Hypertens，2007，25（3）：517-523.

［5］ Lewington S，Lacey B，Clarke R，et al. The Burden of Hypertension and Associated Risk for Cardiovascular Mortality in China. JAMA Intern Med，2016，176（4）：524-532.

［6］ Wu Y，Huxley R，Li L，et al. Prevalence，awareness，treatment and control of hypertension in China：data from the China National Nutrition and Health Survey 2002. Circulation，2008，118（25）：2679-2686.

［7］ 范国辉，王增武，张林峰，等. 2013 年北方四区县农村高血压患病率、知晓率、治疗率和控制率调查. 中华医学杂志，2015，95（8）：616-620.

［8］ Yang L，Yan J，Tang X，et al. Prevalence，Awareness，Treatment，Control and Risk Factors Associated with Hypertension among Adults in Southern China，2013，PLoS One，2016；11（1）：e0146181.

［9］ Gu H，Li W，Yang J，et al. Hypertension prevalence，awareness，treatment and control among Han and four ethnic minorities（Uygur，Hui，Mongolian and Dai）in China. J Hum Hypertens，2015，29（9）：555-560.

［10］ 王耕，李立明，胡永华，等. 上海市社区人群高血压危险因素聚集与患病关系的研究. 中华流行病学杂志，2013，34（4）：307-310.

［11］ Gu D，Gupta A，Muntner P，et al. Prevalence of cardiovascular disease risk factor clustering among the adult population of China：results from the International Collaborative Study of Cardiovascular Disease in Asia（InterAsia）. Circulation，2005，112（5）：658-665.

［12］ Li Y，Feng X，Zhang M，et al. Clustering of cardiovascular behavioral risk factors and blood pressure among people diagnosed with hypertension：a nationally representative survey in China. Sci Rep，2016，6：27627.

［13］ Ying CQ，Fu SB，Xu Q，et al. Multiple risk factor clustering and risk of hypertension in the Mongolian ethnic population of China. Biomed Environ Sci，2007，20（5）：381-385.

［14］ Elliott P，Stamler J，Nichols R，et al. Intersalt revisited：further analyses of 24 hour sodium excretion and blood pressure within and across populations. Intersalt Cooperative Research Group[J]. BMJ. 1996；312（7041）：1249-1253.

［15］ 国家卫生和计划生育委员会疾病预防控制局. 中国居民营养与慢性病状况报告（2015）. 北京：人民卫生出版社，2015（11）：33-50.

［16］ Liu Z. Dietary sodium and the incidence of hypertension in the Chinese population：a review of nationwide surveys. Am J Hypertens，2009，22（9）：929-933.

［17］ Global BMIMC，Di Angelantonio E，Bhupathiraju Sh N，et al. Body-mass index and all-cause mortality：individual-participant-data meta-analysis of 239 prospective studies in four continents. Lancet，2016，388（10046）：776-786.

［18］ 王增武，郝光，王馨，等. 我国中年人群超重/肥胖现况及心血管病危险因素聚集分析. 中华高血压杂志，2014，35（10）：1000.

［19］ 冯宝玉，陈纪春，李莹，等. 中国成年人超重和肥胖与高血压发病关系的随访研究. 中华流行病学杂

志，2016，37（5）：606-611.

［20］ Wang Z，Zeng X，Chen Z，et al. Association of visceral and total body fat with hypertension and prehypertension in a middle-aged Chinese population. J Hypertens，2015，33（8）：1555-1562.

［21］ Fox CS，Massaro JM，Hoffmann U，et al. Abdominal visceral and subcutaneous adipose tissue compartments：association with metabolic risk factors in the Framingham Heart Study. Circulation，2007，116（1）：39-48.

［22］ Xin X，He J，Frontini MG，et al. Effects of alcohol reduction on blood pressure：a meta-analysis of randomized controlled trials. Hypertension，2001，38（5）：1112-1127.

［23］ Holmes MV，Dale CE，Zuccolo L，et al. Association between alcohol and cardiovascular disease：Mendelian randomisation analysis based on individual participant data. BMJ，2014，349：g4164.

［24］ Lambert E，Dawood T，Straznicky N，et al. Association between the sympathetic firing pattern and anxiety level in patients with the metabolic syndrome and elevated blood pressure. J Hypertens，2010，28（3）：543-550.

［25］ Bajko Z，Szekeres CC，Kovacs KR，et al. Anxiety，depression and autonomic nervous system dysfunction in hypertension. J Neurol Sci，2012，317（1-2）：112-116.

［26］ Pan Y，Cai W，Cheng Q，et al. Association between anxiety and hypertension：a systematic review and meta-analysis of epidemiological studies. Neuropsychiatr Dis Treat，2015，11：1121-1130.

［27］ Dong GH，Qian ZM，Xaverius PK，et al. Association between long-term air pollution and increased blood pressure and hypertension in China. Hypertension，2013，61（3）：578-584.

［28］ Shang Y，Sun Z，Cao J，et al. Systematic review of Chinese studies of short-term exposure to air pollution and daily mortality. Environ Int，2013，54：100-111.

［29］ Lewington S，Clarke R，Qizilbash N，et al. Age-specific relevance of usual blood pressure to vascular mortality：a meta-analysis of individual data for one million adults in 61 prospective studies. Lancet，2002，360（9349）：1903-1913.

［30］ Lawes CM，Rodgers A，Bennett DA，et al. Blood pressure and cardiovascular disease in the Asia Pacific region. J Hypertens，2003，21（4）：707-716.

［31］ Lloyd-Jones DM，Larson MG，Leip EP，et al. Lifetime risk for developing congestive heart failure：the Framingham Heart Study. Circulation，2002，106（24）：3068-3072.

［32］ Conen D，Tedrow UB，Koplan BA，et al. Influence of systolic and diastolic blood pressure on the risk of incident atrial fibrillation in women. Circulation，2009，119（16）：2146-2152.

［33］ Klag MJ，Whelton PK，Randall BL，et al. Blood pressure and end-stage renal disease in men. N Engl J Med，1996，334（1）：13-18.

［34］ Dolan E，Stanton A，Thijs L，et al. Superiority of ambulatory over clinic blood pressure measurement in predicting mortality：the Dublin outcome study. Hypertension，2005，46（1）：156-161.

［35］ Johansson JK，Niiranen TJ，Puukka PJ，et al. Prognostic value of the variability in home-measured blood pressure and heart rate：the Finn-Home Study. Hypertension，2012，59（2）：212-218.

［36］ 陈伟伟，高润霖，刘力生，等. 《中国心血管病报告 2016》概要. 中国循环杂志，2017，32（6）.

［37］ ACCORD Study Group，Cushman WC，Evans GW，et al. Effects of intensive blood-pressure control in type 2 diabetes mellitus. N Engl J Med，2010，362（17）：1575-1585.

［38］ SPRINT Research Group，Wright JT，Jr，Williamson JD，et al. A Randomized Trial of Intensive versus Standard Blood-Pressure Control. N Engl J Med，2015，373（22）：2103-2116.

［39］ Wang JG，Staessen JA，Gong L，et al. Chinese trial on isolated systolic hypertension in the elderly. Systolic Hypertension in China（Syst-China）Collaborative Group. Arch Intern Med，2000，160（2）：211-220.

［40］ Liu L，Zhang Y，Liu G，et al. The Felodipine Event Reduction（FEVER）Study：a randomized long-term placebo-controlled trial in Chinese hypertensive patients. J Hypertens，2005，23（12）：2157-2172.

［41］ Huo Y，Li J，Qin X，et al. Efficacy of folic acid therapy in primary prevention of stroke among adults with hypertension in China：the CSPPT randomized clinical trial. JAMA，2015，313（13）：1325-1335.

［42］ Kato N，Takeuchi F，Tabara Y，et al. Meta-analysis of genome-wide association studies identifies common variants associated with blood pressure in east Asians. Nat Genet，2011，43：531-538.

［43］ Gao PJ，Zhang KX，Zhu DL，et al. Diagnosis of Liddle syndrome by genetic analysis of β and γ subunits of epithelial sodium channel-a report of five affected family members. J Hypertens，2001，19：885-889.

［44］ Mulatero P，Morello F，Veglio F. Genetics of primary aldosteronism. J Hypertens，2004，22：663-670.

［45］ Parati G，Stergiou G，O'Brien E，et al. European Society of Hypertension practice guidelines for ambulatory blood pressure monitoring. J Hypertens，2014，32（7）：1359-1366.

［46］ Stergiou GS，Siontis KC，Ioannidis JP. Home blood pressure as a cardiovascular outcome predictor：it's time to take this method seriously. Hypertension，2010，55：1301-1303.

［47］ Myers MG，Godwin M. Automated office blood pressure. Can J Cardiol，2012，28（3）：341-346.

［48］ Li Y，Wang JG. Isolated nocturnal hypertension: a disease masked in the dark. Hypertension. 2013；61（2）：278-283.

［49］ Parati G，Stergiou GS，Asmar R，et al. European Society of Hypertension guidelines for blood pressure monitoring at home：a summary report of the Second International Consensus Conference on Home Blood Pressure Monitoring. J Hypertens，2008，26（8）：1505-1526.

［50］ 中国医师协会高血压专业委员会，中国高血压联盟，中华医学会心血管病学分会. 家庭血压监测中国专家共识. 中华高血压杂志，2012；20（6）：525-529.

［51］ Schillaci G，Battista F，Pucci G. A review of the role of electrocardiography in the diagnosis of left ventricular hypertrophy in hypertension. J Electrocardiol，2012，45（6）：617-623.

［52］ Agrawal B，Berger A，Wolf K，et al. Microalbuminuria screening by reagent strip predicts cardiovascular risk in hypertension. J Hypertens，1996，14（2）：223-228.

［53］ Levey AS，Stevens LA，Schmid CH，et al. A new equation to estimate glomerular filtration rate. Ann Intern Med，2009，150（9）：604-612.

［54］ Levey AS，Bosch JP，Lewis JB，et al. A more accurate method to estimate glomerular filtration rate from serum creatinine：a new prediction equation. Modification of Diet in Renal Disease Study Group. Ann Intern Med，1999，130（6）：461-470.

［55］ Ma YC，Zuo L，Chen JH，et al. Modified glomerular filtration rate estimating equation for Chinese patients with chronic kidney disease. J Am Soc Nephrol，2006，17（10）：2937-2944.

［56］ Bos MJ，Koudstaal PJ，Hofman A，et al. Uric acid is a risk factor for myocardial infarction and stroke：the Rotterdam study. Stroke，2006，37（6）：1503-1507.

［57］ O'Leary DH，Polak JF，Kronmal RA，et al. Carotid-artery intima and media thickness as a risk factor for myocardial infarction and stroke in older adults. Cardiovascular Health Study Collaborative Research Group. N Engl J Med，1999，340（1）：14-22.

［58］ Polak JF，Pencina MJ，Pencina KM，et al. Carotid-wall intima-media thickness and cardiovascular events. N Engl J Med，2011，365（3）：213-221.

［59］ Vlachopoulos C，Aznaouridis K，Stefanadis C. Prediction of cardiovascular events and all-cause mortality with arterial stiffness：a systematic review and meta-analysis. J Am Coll Cardiol，2010，55（13）：1318-1327.

［60］ Laurent S，Cockcroft J，Van Bortel L，et al. Expert consensus document on arterial stiffness：methodological issues and clinical applications. Eur Heart J，2006，27（21）：2588-2605.

［61］ Murabito JM，Evans JC，Larson MG，et al. The ankle-brachial index in the elderly and risk of stroke，coronary disease，and death：the Framingham Study. Arch Intern Med，2003，163（16）：1939-1942.

［62］ Breslin DJ，Gifford RW，Jr.，et al. Prognostic importance of ophthalmoscopic findings in essential hypertension. JAMA，1966，195（5）：335-338.

［63］ Lehmann MV，Schmieder RE. Remodeling of retinal small arteries in hypertension. Am J Hypertens，2011，24（12）：1267-1273.

［64］ Longstreth WT，Jr.，Manolio TA，et al. Clinical correlates of white matter findings on cranial magnetic resonance imaging of 3301 elderly people. The Cardiovascular Health Study. Stroke，1996，27（8）：1274-1282.

［65］《中国高血压防治指南》修订委员会. 中国高血压防治指南. 2005 年修订版，北京：人民卫生出版社，2006.

［66］《中国高血压防治指南》修订委员会. 中国高血压防治指南. 2010 年修订版，北京：人民卫生出版社，2012.

［67］ Zhang Y，Zhang X，Liu L，et al. Is a systolic blood pressure target <140 mmHg indicated in all hypertensives? Subgroup analyses of findings from the randomized FEVER trial. European heart journal，2011，32（12）：1500-1508.

［68］ Lonn EM，Bosch J，Lopez-Jaramillo P，et al. Blood-Pressure Lowering in Intermediate-Risk Persons without Cardiovascular Disease. The New England journal of medicine，2016，374（21）：2009-2020.

［69］ Fox KM. Efficacy of perindopril in reduction of cardiovascular events among patients with stable coronary artery disease：randomised，double-blind，placebo-controlled，multicentre trial（the EUROPA study）. Lancet（London，England），2003，362（9386）：782-788.

［70］ Staessen JA，Fagard R，Thijs L，et al. Randomised double-blind comparison of placebo and active treatment for older patients with isolated systolic hypertension. The Systolic Hypertension in Europe（Syst-Eur）Trial Investigators. Lancet（London，England），1997，350（9080）：757-764.

［71］ Beckett NS，Peters R，Fletcher AE，et al. Treatment of hypertension in patients 80 years of age or older. The New England journal of medicine，2008，358（18）：1887-1898.

［72］ Collins R，Peto R，MacMahon S，et al. Blood pressure，stroke，and coronary heart disease. Part 2，Short-term reductions in blood pressure：overview of randomised drug trials in their epidemiological context. Lancet（London，England），1990，335（8693）：827-838.

［73］ Staessen JA，Gasowski J，Wang JG，et al. Risks of untreated and treated isolated systolic hypertension in the elderly：meta-analysis of outcome trials. Lancet（London，England），2000，355（9207）：865-872.

［74］ Elliott P，Stamler J，Nichols R，et al. Intersalt revisited：further analyses of 24 hour sodium excretion and blood pressure within and across populations. Intersalt Cooperative Research Group. BMJ，1996，312（7041）：1249-1253.

［75］ Aburto NJ，Hanson S，Gutierrez H，et al. Effect of increased potassium intake on cardiovascular risk factors and disease：systematic review and meta-analyses. BMJ，2013，346：f1378.

［76］ Sacks FM，Svetkey LP，Vollmer WM，et al. Effects on blood pressure of reduced dietary sodium and the Dietary Approaches to Stop Hypertension（DASH）diet. DASH-Sodium Collaborative Research Group. N Engl J Med，2001，344（1）：3-10.

［77］ Zhao Q，Gu D，Chen J，et al. Blood pressure responses to dietary sodium and potassium interventions and the cold pressor test：the GenSalt replication study in rural North China. American journal of hypertension，2014，27（1）：72-80.

［78］ Mozaffarian D，Fahimi S，Singh GM，et al. Global sodium consumption and death from cardiovascular causes. The New England journal of medicine，2014，371（7）：624-634.

［79］CSSSC G. Salt substitution：a low-cost strategy for blood pressure control among rural Chinese. A randomized，controlled trial. Journal of hypertension，2007，25（10）：2011-2018.

［80］ICR G. Intersalt：an international study of electrolyte excretion and blood pressure. Results for 24 hour urinary sodium and potassium excretion. Intersalt Cooperative Research Group. BMJ（Clinical research ed），1988，297（6644）：319-328.

［81］Appel LJ，Moore TJ，Obarzanek E，et al. A clinical trial of the effects of dietary patterns on blood pressure. DASH Collaborative Research Group. The New England journal of medicine，1997，336（16）：1117-1124.

［82］Saneei P，Salehi-Abargouei A，Esmaillzadeh A，et al. Influence of Dietary Approaches to Stop Hypertension（DASH）diet on blood pressure：a systematic review and meta-analysis on randomized controlled trials. Nutrition，metabolism and cardiovascular diseases：NMCD，2014，24（12）：1253-1261.

［83］Struijk EA，May AM，Wezenbeek NL，et al. Adherence to dietary guidelines and cardiovascular disease risk in the EPIC-NL cohort. International journal of cardiology，2014，176（2）：354-359.

［84］Fung TT，Chiuve SE，McCullough ML，et al. Adherence to a DASH-style diet and risk of coronary heart disease and stroke in women. Archives of internal medicine，2008，168（7）：713-720.

［85］Neter JE，Stam BE，Kok FJ，et al. Influence of weight reduction on blood pressure：a meta-analysis of randomized controlled trials. Hypertension，2003，42（5）：878-884.

［86］中国肥胖问题工作组数据汇总分析协作组. 我国成人体重指数和腰围对相关疾病危险因素异常的预测价值：适宜体重指数和腰围切点的研究. 中华流行病学杂志，2002，23（1）：5-10.

［87］Aucott L，Rothnie H，McIntyre L，et al. Long-term weight loss from lifestyle intervention benefits blood pressure?：a systematic review. Hypertension（Dallas，Tex：1979），2009，54（4）：756-762.

［88］Chen Z，Peto R，Zhou M，et al. Contrasting male and female trends in tobacco-attributed mortality in China：evidence from successive nationwide prospective cohort studies. Lancet（London，England），2015，386（10002）：1447-1456.

［89］Clair C，Rigotti NA，Porneala B，et al. Association of smoking cessation and weight change with cardiovascular disease among adults with and without diabetes. Jama，2013，309（10）：1014-1021.

［90］Peng M，Wu S，Jiang X，et al. Long-term alcohol consumption is an independent risk factor of hypertension development in northern China：evidence from Kailuan study. Journal of hypertension，2013，31（12）：2342-2347.

［91］Zhao J，Stockwell T，Roemer A，et al. Alcohol Consumption and Mortality From Coronary Heart Disease：An Updated Meta-Analysis of Cohort Studies. Journal of studies on alcohol and drugs，2017，78（3）：375-386.

［92］Cushman WC，Cutler JA，Hanna E，et al. Prevention and Treatment of Hypertension Study（PATHS）：effects of an alcohol treatment program on blood pressure. Archives of internal medicine，1998，158（11）：1197-1207.

［93］Tanasescu M，Leitzmann MF，Rimm EB，et al. Exercise type and intensity in relation to coronary heart disease in men. Jama，2002，288（16）：1994-2000.

［94］Engstrom G，Hedblad B，Janzon L. Hypertensive men who exercise regularly have lower rate of cardiovascular mortality. Journal of hypertension，1999，17（6）：737-742.

［95］Whelton SP，Chin A，Xin X，et al. Effect of aerobic exercise on blood pressure：a meta-analysis of randomized，controlled trials. Annals of internal medicine，2002，136（7）：493-503.

［96］Landsbergis PA，Dobson M，Koutsouras G，et al. Job strain and ambulatory blood pressure：a meta-analysis and systematic review. American journal of public health，2013，103（3）：e61-71.

［97］ Elmer PJ，Obarzanek E，Vollmer WM，et al. Effects of comprehensive lifestyle modification on diet，weight，physical fitness and blood pressure control：18-month results of a randomized trial. Annals of internal medicine，2006，144（7）：485-495.

［98］ Cook NR，Cutler JA，Obarzanek E，et al. Long term effects of dietary sodium reduction on cardiovascular disease outcomes：observational follow-up of the trials of hypertension prevention（TOHP）. Bmj，2007，334（7599）：885-888.

［99］ Dickinson HO，Mason JM，Nicolson DJ，et al. Lifestyle interventions to reduce raised blood pressure：a systematic review of randomized controlled trials. Journal of hypertension，2006，24（2）：215-233.

［100］ He J，Whelton PK，Appel LJ，et al. Long-Term Effects of Weight Loss and Dietary Sodium Reduction on Incidence of Hypertension. Hypertension，2000，35：544-549.

［101］ Weber MA，Schiffrin EL，White WB，et al. Clinical practice guidelines for the management of hypertension in the community：a statement by the American Society of Hypertension and the International Society of Hypertension. Journal of clinical hypertension（Greenwich，Conn），2014，16（1）：14-26.

［102］ 中华医学会心血管病学分会高血压学组. 限盐管理控制高血压中国专家指导意见 2015. 中华高血压杂志，2015，23（11）：1028-1034.

［103］ Chen X，Guo X，Ma J，et al. Urinary sodium or potassium excretion and blood pressure in adults of Shandong province，China：preliminary results of the SMASH project. Journal of the American Society of Hypertension：JASH，2015，9（10）：754-762.

［104］ Anderson CA，Appel LJ，Okuda N，et al. Dietary sources of sodium in China，Japan，the United Kingdom and the United States，women and men aged 40 to 59 years：the INTERMAP study. Journal of the American Dietetic Association，2010，110（5）：736-745.

［105］ 中国肥胖问题工作组数据汇总分析协作组. 中国成人体重指数和腰围对相关疾病危险因素异常的预测价值：适宜体重指数和腰围切点的研究. 中华流行病学杂志，2002，23（1）：5-10.

［106］ 中华人民共和国卫生部疾病控制司. 中国成人超重和肥胖症预防控制指南. 北京：人民卫生出版社，2006.

［107］ Douketis JD，Macie C，Thabane L，et al. Systematic review of long-term weight loss studies in obese adults：clinical significance and applicability to clinical practice. International journal of obesity（2005），2005，29（10）：1153-1167.

［108］ Wing RR，Lang W，Wadden TA，et al. Benefits of modest weight loss in improving cardiovascular risk factors in overweight and obese individuals with type 2 diabetes. Diabetes care，2011，34（7）：1481-1486.

［109］ Malek AM，Cushman M，Lackland DT，et al. Secondhand Smoke Exposure and Stroke：The Reasons for Geographic and Racial Differences in Stroke（REGARDS）Study. American journal of preventive medicine，2015，49（6）：e89-97.

［110］ Primatesta P，Falaschetti E，Gupta S，et al. Association between smoking and blood pressure：evidence from the health survey for England. Hypertension，2001，37（2）：187-193.

［111］ Mancia G，Fagard R，Narkiewicz K，et al. 2013 ESH/ESC Guidelines for the management of arterial hypertension：the Task Force for the management of arterial hypertension of the European Society of Hypertension（ESH）and of the European Society of Cardiology（ESC）. Journal of hypertension，2013，31（7）：1281-1357.

［112］ Leung AA，Nerenberg K，Daskalopoulou SS，et al. Hypertension Canada's 2016 Canadian Hypertension Education Program Guidelines for Blood Pressure Measurement，Diagnosis，Assessment of Risk，Prevention and Treatment of Hypertension. The Canadian journal of cardiology，2016，32（5）：569-588.

［113］ Okin PM，Oikarinen L，Viitasalo M，et al. Prognostic value of changes in the electrocardiographic strain pattern during antihypertensive treatment: the Losartan Intervention for End-Point Reduction in Hypertension Study（LIFE）. Circulation，2009，119（14）：1883-1891.

［114］ Parving HH，Lehnert H，Brochner-Mortensen J，et al. The effect of irbesartan on the development of diabetic nephropathy in patients with type 2 diabetes. N Engl J Med，2001，345（12）：870-878.

［115］ 宗文漪，杨文英，向红丁，等. 厄贝沙坦治疗 2 型糖尿病伴白蛋白尿患者有效性和安全性——多中心随机双盲对照研究. 中华内分泌代谢杂志，2008，24（1）：55-58.

［116］ Lewis EJ，Hunsicker LG，Clarke WR，et al. Renoprotective effect of the angiotensin-receptor antagonist irbesartan in patients with nephropathy due to type 2 diabetes. N Engl J Med，2001，345（12）：851-860.

［117］ 中华医学会心血管病学分会高血压学组. 清晨血压临床管理的中国专家指导建议. 中华心血管病杂志，2014，42（9）：721-725.

［118］ Wang JG，Kario K，Chen CH，et al. Management of morning hypertension: a consensus statement of an Asian expert panel. J Clin Hypertens，2018，20：39-44.

［119］ Brown MJ，Palmer CR，Castaigne A，et al. Morbidity and mortality in patients randomised to double-blind treatment with a long-acting calcium-channel blocker or diuretic in the International Nifedipine GITS study: Intervention as a Goal in Hypertension Treatment（INSIGHT）. Lancet（London，England），2000，356（9227）：366-372.

［120］ Kario K，Saito I，Kushiro T，et al. Home blood pressure and cardiovascular outcomes in patients during antihypertensive therapy: primary results of HONEST，a large-scale prospective，real-world observational study. Hypertension（Dallas，Tex: 1979），2014，64（5）：989-996.

［121］ Weber MA，Julius S，Kjeldsen SE，et al. Blood pressure dependent and independent effects of antihypertensive treatment on clinical events in the VALUE Trial. Lancet（London，England），2004，363（9426）：2049-2051.

［122］ 王文，马丽媛，刘明波，等. 初始低剂量氨氯地平加替米沙坦或复方阿米洛利联合治疗对高血压患者血压控制率影响的阶段报告. 中华心血管病杂志，2009，25（8）：701-707.

［123］ Jamerson K，Weber MA，Bakris GL，et al. Benazepril plus amlodipine or hydrochlorothiazide for hypertension in high-risk patients. The New England journal of medicine，2008，359（23）：2417-2428.

［124］ Patel A，MacMahon S，Chalmers J，et al. Effects of a fixed combination of perindopril and indapamide on macrovascular and microvascular outcomes in patients with type 2 diabetes mellitus（the ADVANCE trial）: a randomised controlled trial. Lancet（London，England），2007，370（9590）：829-840.

［125］ Wang W，Ma L，Zhang Y，et al. The combination of amlodipine and angiotensin receptor blocker or diuretics in high-risk hypertensive patients: rationale，design and baseline characteristics. Journal of human hypertension，2011，25（4）：271-277.

［126］ Staessen JA，Wang JG，Thijs L. Cardiovascular protection and blood pressure reduction: a meta-analysis. Lancet（London，England），2001，358（9290）：1305-1315.

［127］ Neal B，MacMahon S，Chapman N. Effects of ACE inhibitors，calcium antagonists，and other blood-pressure-lowering drugs: results of prospectively designed overviews of randomised trials. Blood Pressure Lowering Treatment Trialists' Collaboration. Lancet（London，England），2000，356（9246）：1955-1964.

［128］ Ogihara T，Saruta T，Rakugi H，et al. Target blood pressure for treatment of isolated systolic hypertension in the elderly: valsartan in elderly isolated systolic hypertension study. Hypertension（Dallas，Tex: 1979），2010，56（2）：196-202.

［129］ Liu L，Wang JG，Gong L，et al. Comparison of active treatment and placebo in older Chinese patients with isolated systolic hypertension. Systolic Hypertension in China（Syst-China）Collaborative Group. Journal of hypertension，1998，16（12 Pt 1）：1823-1829.

［130］ Gong L，Zhang W，Zhu Y，et al. Shanghai trial of nifedipine in the elderly（STONE）. Journal of hypertension，1996，14（10）：1237-1245.

［131］ 张廷杰. 高血压干预试验——硝苯地平与安慰剂随机对照研究. 中华心血管病杂志. 1994（3）：201-205.

［132］ PATS Collaborating Group. Post-stroke antihypertensive treatment study. A preliminary result. Chinese medical journal，1995，108（9）：710-717.

［133］ Liu L，Wang Z，Gong L，et al. Blood pressure reduction for the secondary prevention of stroke：a Chinese trial and a systematic review of the literature. Hypertension research：official journal of the Japanese Society of Hypertension，2009，32（11）：1032-1040.

［134］ PROGRESS Collaborative Group. Randomised trial of a perindopril-based blood-pressure-lowering regimen among 6，105 individuals with previous stroke or transient ischaemic attack. Lancet（London，England），2001，358（9287）：1033-1041.

［135］ Arima H，Anderson C，Omae T，et al. Perindopril-based blood pressure lowering reduces major vascular events in Asian and Western participants with cerebrovascular disease：the PROGRESS trial. Journal of hypertension，2010，28（2）：395-400.

［136］ Arima H，Anderson C，Omae T，et al. Degree of blood pressure reduction and recurrent stroke：the PROGRESS trial. Journal of neurology，neurosurgery and psychiatry，2014，85（11）：1284-1285.

［137］ 刘力生，龚兰生，王文. 降压治疗对中国脑血管病患者脑卒中再发预防的多中心随机双盲对照临床研究. 中华心血管病杂志，2005，33（7）：613-617.

［138］ Bostom AG，Rosenberg IH，Silbershatz H，et al. Nonfasting plasma total homocysteine levels and stroke incidence in elderly persons：the Framingham Study. Ann Intern Med，1999，131：352-355.

［139］ 周宪梁，胡爱华，惠汝太，等. MTHFR 基因多态性及血浆同型半胱氨酸水平与脑卒中的关系. 中华心血管病杂志，1999，27（2）：121-123.

［140］ Weili Zhang，Kai Sun，Jinxing Chen，et al. high plasma homocysteine levels contribute to the risk of stroke recurrence and all cause mortality in a large prospective stroke population.Clinical science，2010，118：187-194.

［141］ Mark SD，Wang W，Fraumeni JF，et al. Lowered risks of hypertension and cerebrovascular disease after vitamin/mineral supplementation：the Linxian Nutrition Intervention Trial. American journal of epidemiology，1996，143（7）：658-664.

［142］ Zhao M，Wu G，Li Y，et al. Meta-analysis of folic acid efficacy trials in stroke prevention：Insight into effect modifiers. Neurology，2017，88（19）：1830-1838.

［143］ Xu X，Qin X，Li Y，et al. Efficacy of Folic Acid Therapy on the Progression of Chronic Kidney Disease：The Renal Substudy of the China Stroke Primary Prevention Trial. JAMA Intern Med，2016，176（10）：1443-1450.

［144］ Qin X，Li Y，He M，et al. Folic acid therapy reduces serum uric acid in hypertensive patients：a substudy of the China Stroke Primary Prevention Trial（CSPPT）. Am J Clin Nutr，2017，105（4）：882-889.

［145］ Cooper-DeHoff RM，Gong Y，Handberg EM，et al. Tight blood pressure control and cardiovascular outcomes among hypertensive patients with diabetes and coronary artery disease. Jama，2010，304（1）：61-68.

［146］ 王文，王继光，张宇清. 针对中国高血压的特点，制定中国高血压防治的策略与方案. 中华高血压杂志，2010（10）：904-907.

［147］ Wang JG，Li Y，Franklin SS，et al. Prevention of stroke and myocardial infarction by amlodipine and

Angiotensin receptor blockers: a quantitative overview. Hypertension（Dallas, Tex: 1979），2007，50（1）：181-188.

［148］ Wang JG，Kario K，Lau T，et al. Use of dihydropyridine calcium channel blockers in the management of hypertension in Eastern Asians: a scientific statement from the Asian Pacific Heart Association. Hypertension research: official journal of the Japanese Society of Hypertension，2011，34（4）：423-430.

［149］ Mancia G，Parati G，Bilo G，et al. Blood pressure control by the nifedipine GITS-telmisartan combination in patients at high cardiovascular risk: the TALENT study. Journal of hypertension，2011，29（3）：600-609.

［150］ Nissen SE，Tuzcu EM，Libby P，et al. Effect of antihypertensive agents on cardiovascular events in patients with coronary disease and normal blood pressure: the CAMELOT study: a randomized controlled trial. Jama，2004，292（18）：2217-2225.

［151］ Elliott HL，Meredith PA. Preferential benefits of nifedipine GITS in systolic hypertension and in combination with RAS blockade: further analysis of the 'ACTION' database in patients with angina. Journal of human hypertension，2011，25（1）：63-70.

［152］《血管紧张素转换酶抑制剂在肾脏病中正确应用》专家协会组. 血管紧张素转换酶抑制剂在肾脏病中正确应用的专家共识. 中华肾脏病杂志，2006（01）：57-58.

［153］ Danchin N，Cucherat M，Thuillez C，et al. Angiotensin-converting enzyme inhibitors in patients with coronary artery disease and absence of heart failure or left ventricular systolic dysfunction: an overview of long-term randomized controlled trials. Archives of internal medicine，2006，166（7）：787-796.

［154］ Yusuf S，Teo KK，Pogue J，et al. Telmisartan，ramipril or both in patients at high risk for vascular events. The New England journal of medicine，2008，358（15）：1547-1559.

［155］ Lindholm LH，Ibsen H，Dahlof B，et al. Cardiovascular morbidity and mortality in patients with diabetes in the Losartan Intervention For Endpoint reduction in hypertension study（LIFE）：a randomised trial against atenolol. Lancet，2002，359（9311）：1004-1010.

［156］ Coyle D，Rodby R，Soroka S，et al. Cost-effectiveness of irbesartan 300 mg given early versus late in patients with hypertension and a history of type 2 diabetes and renal disease: a Canadian perspective. Clinical therapeutics，2007，29（7）：1508-1523.

［157］ Park HC，Choi HY，Kim BS，et al. Antiproteinuric effect of losartan in non-diabetic renal disease is not dependent on ACE insertion/deletion polymorphism. Kidney & blood pressure research，2006，29（4）：216-224.

［158］ Al Badarin FJ，Abuannadi MA，Lavie CJ，et al. Evidence-based diuretic therapy for improving cardiovascular prognosis in systemic hypertension. The American journal of cardiology，2011，107（8）：1178-1184.

［159］ Cleland JG，Coletta AP，Lammiman M，et al. Clinical trials update from the European Society of Cardiology meeting 2005: CARE-HF extension study，ESSENTIAL，CIBIS-III，S-ICD，ISSUE-2，STRIDE-2，SOFA，IMAGINE，PREAMI，SIRIUS-II and ACTIVE. European journal of heart failure，2005，7（6）：1070-1075.

［160］ 比索洛尔多中心研究协作组. 国产比索洛尔对高血压 2 型糖尿病患者糖代谢的影响. 中华内科杂志，2005（07）：503-505.

［161］ Castagno D，Jhund PS，McMurray JJ，et al. Improved survival with bisoprolol in patients with heart failure and renal impairment: an analysis of the cardiac insufficiency bisoprolol study II（CIBIS-II）trial. European journal of heart failure，2010，12（6）：607-616.

［162］ Wikstrand J，Warnold I，Tuomilehto J，et al. Metoprolol versus thiazide diuretics in hypertension. Morbidity results from the MAPHY Study. Hypertension（Dallas, Tex: 1979），1991，17（4）：579-588.

［163］ Haenni A，Lithell H. Moxonidine improves insulin sensitivity in insulin-resistant hypertensives. Journal of hypertension Supplement：official journal of the International Society of Hypertension，1999，17（3）：S29-35.

［164］ Brown，MJ McInnes GT，Papst CC，et al. Aliskiren and the calcium channel blocker amlodipine combination as an initial treatment strategy for hypertension control（ACCELERATE）：a randomised，parallel-group trial. Lancet，2011，377：312-320.

［165］ Oparil S，Yarows SA，Patel S，et al. Efficacy and safety of combined use of aliskiren and valsartan in patients with hypertension：a randomised，double-blind trial.Lancet，2007，370：221-229.

［166］ Yarows A，Oparil S，Pate S，et al. Aliskiren and valsartan in stage 2 hypertension：subgroup analysis of a randomised，double-blind study. Adv Ther，2008，25：1288-1302.

［167］ Duprez DA，Munger MA，Botha J，et al. Aliskiren for geritric lowering of systolic hypertension：a randomized controlled trial. J Hum Hypertens，2010，24：600-608.

［168］ Franklin SS，Lopez VA，Wong ND，et al. Single versus combined blood pressure components and risk for cardiovascular disease：the Framingham Heart Study. Circulation，2009，119（2）：243-250.

［169］ 王鸿懿，孙宁玲，荆珊，等. 复方利血平氨苯蝶啶片（降压 0 号）与吲达帕胺治疗原发性高血压患者的疗效和安全性——一项随机对照临床研究. 中华高血压杂志，2016（09）：857-862.

［170］ 蒋雄京，高润霖. SIMPLICITY HTN 3 研究后时代：去肾神经术治疗难治性高血压的现状与挑战. 中华医学杂志，2014（23）：1761-1763.

［171］ White WB，Galis ZS，Henegar J，et al. Renal denervation therapy for hypertension：pathways for moving development forward. Journal of the American Society of Hypertension：JASH，2015，9（5）：341-350.

［172］ Townsend RR，Mahfoud F，Kandzari DE，et al. Catheter-based renal denervation in patients with uncontrolled hypertension in the absence of antihypertensive medications（SPYRAL HTN-OFF MED）：a randomised，sham-controlled，proof-of-concept trial. Lancet，2017，390（10108）：2160-2170.

［173］ Kandzari DE，Bohm M，Mahfoud F，et al. Effect of renal denervation on blood pressure in the presence of antihypertensive drugs：6-month efficacy and safety results from the SPYRAL HTN-ON MED proof-of-concept randomised trial. Lancet，2018.

［174］ Bisognano JD，Bakris G，Nadim MK，et al. Baroreflex activation therapy lowers blood pressure in patients with resistant hypertension：results from the double-blind，randomized，placebo-controlled rheos pivotal trial. Journal of the American College of Cardiology，2011，58（7）：765-773.

［175］ Lobo MD，Sobotka PA，Stanton A，et al. Central arteriovenous anastomosis for the treatment of patients with uncontrolled hypertension（the ROX CONTROL HTN study）：a randomised controlled trial. Lancet（London，England），2015，385（9978）：1634-1641.

［176］ 诸骏仁，高润霖，赵水平，等. 中国成人血脂异常防治指南（2016 年修订版）. 中国循环杂志，2016（10）：937-953.

［177］ Randomised trial of cholesterol lowering in 4444 patients with coronary heart disease：the Scandinavian Simvastatin Survival Study（4S）. Lancet（London，England），1994，344（8934）：1383-1389.

［178］ Sacks FM，Pfeffer MA，Moye LA，et al. The effect of pravastatin on coronary events after myocardial infarction in patients with average cholesterol levels. Cholesterol and Recurrent Events Trial investigators. The New England journal of medicine，1996，335（14）：1001-1009.

［179］ Prevention of cardiovascular events and death with pravastatin in patients with coronary heart disease and a broad range of initial cholesterol levels. The New England journal of medicine，1998，339（19）：1349-1357.

［180］ Serruys PW，de Feyter P，Macaya C，et al. Fluvastatin for prevention of cardiac events following successful first percutaneous coronary intervention：a randomized controlled trial. Jama，2002，287（24）：3215-3222.

[181] MRC/BHF Heart Protection Study of cholesterol lowering with simvastatin in 20，536 high-risk individuals: a randomised placebo-controlled trial. Lancet（London，England），2002，360（9326）：7-22.

[182] Colhoun HM，Betteridge DJ，Durrington PN，et al. Primary prevention of cardiovascular disease with atorvastatin in type 2 diabetes in the Collaborative Atorvastatin Diabetes Study（CARDS）：multicentre randomised placebo-controlled trial. Lancet（London，England），2004，364（9435）：685-696.

[183] LaRosa JC，Grundy SM，Waters DD，et al. Intensive lipid lowering with atorvastatin in patients with stable coronary disease. The New England journal of medicine，2005，352（14）：1425-1435.

[184] Amarenco P，Bogousslavsky J，Callahan A，et al. High-dose atorvastatin after stroke or transient ischemic attack. The New England journal of medicine，2006，355（6）：549-559.

[185] Taylor F，Ward K，Moore TH，et al. Statins for the primary prevention of cardiovascular disease. The Cochrane database of systematic reviews，2011（1）：Cd004816.

[186] 中国胆固醇教育计划血脂异常防治建议专家组，中华心血管病杂志编辑委员会血脂与动脉粥样硬化循证组，中华医学会心血管病学分会流行病学组. 高血压患者降胆固醇治疗一级预防中国专家共识. 中华心血管病杂志，2016（8）：661-664.

[187] Kernan WN，Ovbiagele B，Black HR，et al. Guidelines for the prevention of stroke in patients with stroke and transient ischemic attack：a guideline for healthcare professionals from the American Heart Association/American Stroke Association. Stroke，2014，45（7）：2160-2236.

[188] Fowkes FG，Price JF，Stewart MC，et al. Aspirin for prevention of cardiovascular events in a general population screened for a low ankle brachial index：a randomized controlled trial. Jama，2010，303（9）：841-848.

[189] Baigent C，Blackwell L，Collins R，et al. Aspirin in the primary and secondary prevention of vascular disease：collaborative meta-analysis of individual participant data from randomised trials. Lancet（London，England），2009，373（9678）：1849-1860.

[190] Smith SC，Jr，Benjamin EJ，et al. AHA/ACCF Secondary Prevention and Risk Reduction Therapy for Patients with Coronary and other Atherosclerotic Vascular Disease：2011 update：a guideline from the American Heart Association and American College of Cardiology Foundation. Circulation，2011，124（22）：2458-2473.

[191] 中华医学会糖尿病分会. 中国 2 型糖尿病防治指南（2013 年版）. 中国糖尿病杂志，2014（08）：2-42.

[192] Guirguis-Blake JM，Evans CV，Senger CA，et al. Aspirin for the Primary Prevention of Cardiovascular Events：A Systematic Evidence Review for the U.S. Preventive Services Task Force. Annals of internal medicine，2016，164（12）：804-813.

[193] Halvorsen S，Andreotti F，ten Berg JM，et al. Aspirin therapy in primary cardiovascular disease prevention：a position paper of the European Society of Cardiology working group on thrombosis. Journal of the American College of Cardiology，2014，64（3）：319-327.

[194] Bibbins-Domingo K. Aspirin Use for the Primary Prevention of Cardiovascular Disease and Colorectal Cancer：U.S. Preventive Services Task Force Recommendation Statement. Annals of internal medicine，2016，164（12）：836-845.

[195] Whitlock EP，Burda BU，Williams SB，et al. Bleeding Risks With Aspirin Use for Primary Prevention in Adults：A Systematic Review for the U.S. Preventive Services Task Force. Annals of internal medicine，2016，164（12）：826-835.

[196] 中华医学会老年医学分会，《中华内科杂志》编辑委员会，《中华老年医学杂志》编辑委员会. 阿司匹林在动脉粥样硬化性心血管疾病中的临床应用：中国专家共识（2016）. 中华内科杂志，2017（1）：68-80.

［197］ American Diabetes Association. Standards of medical care in diabetes—2014. Diabetes care，2014，37 Suppl 1：S14-80.

［198］ Zinman B，Wanner C，Lachin JM，et al. Empagliflozin，Cardiovascular Outcomes，and Mortality in Type 2 Diabetes. The New England journal of medicine，2015，373（22）：2117-2128.

［199］ Neal B，Perkovic V，Mahaffey KW，et al. Canagliflozin and Cardiovascular and Renal Events in Type 2 Diabetes. The New England journal of medicine，2017，377（7）：644-657.

［200］ Marso SP，Daniels GH，Brown-Frandsen K，et al. Liraglutide and Cardiovascular Outcomes in Type 2 Diabetes. The New England journal of medicine，2016，375（4）：311-322.

［201］ Wiviott SD, Raz I, Bonaca MP, et al. Dapagliflozin and cardiovascular outcomes in type 2 diabetes. NEJM 2018, Nov 10. doi: 10.1056/NEJMoa1812389. [Epub ahead of print]

［202］ 中华医学会糖尿病学分会. 中国 2 型糖尿病防治指南（2017 年版）. 中华糖尿病杂志，2018，10（1）：4-67.

［203］ Wachtell K，Hornestam B，Lehto M，et al. Cardiovascular morbidity and mortality in hypertensive patients with a history of atrial fibrillation：The Losartan Intervention For End Point Reduction in Hypertension（LIFE）study. Journal of the American College of Cardiology，2005，45（5）：705-711.

［204］ Kirchhof P，Benussi S，Kotecha D，et al. 2016 ESC Guidelines for the management of atrial fibrillation developed in collaboration with EACTS. Eur J Cardiothorac Surg，2016，50（5）：e1-e88.

［205］ Schnabel RB，Yin X，Gona P，et al. 50 year trends in atrial fibrillation prevalence，incidence，risk factors and mortality in the Framingham Heart Study：a cohort study. Lancet（London，England），2015，386（9989）：154-162.

［206］ Connolly SJ，Ezekowitz MD，Yusuf S，et al. Dabigatran versus warfarin in patients with atrial fibrillation. The New England journal of medicine，2009，361（12）：1139-1151.

［207］ Patel MR，Mahaffey KW，Garg J，et al. Rivaroxaban versus warfarin in nonvalvular atrial fibrillation. The New England journal of medicine，2011，365（10）：883-891.

［208］ Granger CB，Alexander JH，McMurray JJ，et al. Apixaban versus warfarin in patients with atrial fibrillation. The New England journal of medicine，2011，365（11）：981-992.

［209］ Giugliano RP，Ruff CT，Braunwald E，et al. Edoxaban versus warfarin in patients with atrial fibrillation. The New England journal of medicine，2013，369（22）：2093-2104.

［210］ Yu EY，Wan EY，Chan KH，et al. Evaluation of the quality of care of a multi-disciplinary Risk Factor Assessment and Management Programme for Hypertension（RAMP-HT）. BMC family practice，2015，16：71.

［211］ Wang HHX，Wong MCS，Tang JL，et al. Primary care-based lifestyle interventions on blood pressure and lipid profiles among Chinese subjects：a meta-analysis. World Congress of Cardiology Scientific Sessions，2012.

［212］ Wang HHX，Wong MCS，Yan BP，et al. Effectiveness of Lifestyle Interventions in Reducing Cardiovascular Risk Factors among Chinese Subjects in Primary Care Setting：A Systematic Review. International journal of cardiology，2011，147（11）：S32.

［213］ Wang HH，Wang JJ，Xu L，et al. 12 Effect of cardiovascular risk-based approach in primary care physician-led management for 19，400 hypertensive patients in southern China. Journal of hypertension，2012，30：e4.

［214］ 周祖勇，潘仰中，易旺东，等. 贵阳市社区人群代谢综合征多重危险因素干预前后的对比分析. 中华高血压杂志，2008（10）：937-940.

［215］ Zheng L，Li J，Sun Z，et al. Relationship of Blood Pressure With Mortality and Cardiovascular Events

Among Hypertensive Patients aged ≥ 60 years in Rural Areas of China: A Strobe-Compliant Study. Medicine（Baltimore），2015，94（39）：e1551.

[216] Aronow WS，Fleg JL，Pepine CJ，et al. ACCF/AHA 2011 expert consensus document on hypertension in the elderly: a report of the American College of Cardiology Foundation Task Force on Clinical Expert Consensus Documents. Circulation，2011，123（21）：2434-2506.

[217] Franklin SS，Jacobs MJ，Wong ND，et al. Predominance of isolated systolic hypertension among middle-aged and elderly US hypertensives: analysis based on National Health and Nutrition Examination Survey（NHANES）Ⅲ. Hypertension（Dallas，Tex：1979），2001，37（3）：869-874.

[218] Kim NR，Kim HC. Prevalence and Trends of Isolated Systolic Hypertension among Korean Adults: the Korea National Health and Nutrition Examination Survey，1998-2012. Korean circulation journal，2015，45（6）：492-499.

[219] Bobrie G，Chatellier G，Genes N，et al. Cardiovascular prognosis of "masked hypertension" detected by blood pressure self-measurement in elderly treated hypertensive patients. Jama，2004，291（11）：1342-1349.

[220] Insua JT，Sacks HS，Lau TS，et al. Drug treatment of hypertension in the elderly: a meta-analysis. Annals of internal medicine，1994，121（5）：355-362.

[221] Franklin SS，Wilkinson IB，McEniery CM. Unusual hypertensive phenotypes: what is their significance? Hypertension（Dallas，Tex：1979），2012，59（2）：173-178.

[222] SHEP Cooperative Research Group. Prevention of stroke by antihypertensive drug treatment in older persons with isolated systolic hypertension: final results of the Systolic Hypertension in the Elderly Program (SHEP). JAMA, 1991, 265(24):3255-3264.

[223] Dahlof B，Lindholm LH，Hansson L，et al. Morbidity and mortality in the Swedish Trial in Old Patients with Hypertension（STOP-Hypertension）. Lancet（London，England），1991，338（8778）：1281-1285.

[224] Coope J，Warrender TS. Randomised trial of treatment of hypertension in elderly patients in primary care. British medical journal（Clinical research ed），1986，293（6555）：1145-1151.

[225] Hansson L，Lindholm LH，Ekbom T，et al. Randomised trial of old and new antihypertensive drugs in elderly patients: cardiovascular mortality and morbidity the Swedish Trial in Old Patients with Hypertension-2 study. Lancet（London，England），1999，354（9192）：1751-1756.

[226] Lithell H，Hansson L，Skoog I，et al. The Study on Cognition and Prognosis in the Elderly（SCOPE）: principal results of a randomized double-blind intervention trial. Journal of hypertension，2003，21（5）：875-886.

[227] The fourth report on the diagnosis，evaluation and treatment of high blood pressure in children and adolescents. Pediatrics，2004，114（2 Suppl 4th Report）：555-576.

[228] Lurbe E，Agabiti-Rosei E，Cruickshank JK，et al. 2016 European Society of Hypertension guidelines for the management of high blood pressure in children and adolescents. Journal of hypertension，2016，34（10）：1887-1920.

[229] Dong B，Ma J，Wang HJ，et al. The association of overweight and obesity with blood pressure among Chinese children and adolescents. Biomedical and environmental sciences：BES，2013，26（6）：437-444.

[230] Lo JC，Sinaiko A，Chandra M，et al. Prehypertension and hypertension in community-based pediatric practice. Pediatrics，2013，131（2）：e415-24.

[231] Koebnick C，Mohan Y，Li X，et al. Failure to confirm high blood pressures in pediatric care-quantifying the risks of misclassification. Journal of clinical hypertension（Greenwich，Conn），2018，20（1）：174-182.

[232] 胡亚美. 诸福棠实用儿科学. 北京：人民卫生出版社，2002.

[233] McNiece KL，Gupta-Malhotra M，Samuels J，et al. Left ventricular hypertrophy in hypertensive

adolescents: analysis of risk by 2004 National High Blood Pressure Education Program Working Group staging criteria. Hypertension（Dallas，Tex：1979），2007，50（2）：392-395.

［234］Brady TM，Redwine KM，Flynn JT. Screening blood pressure measurement in children：are we saving lives? Pediatric nephrology（Berlin，Germany），2014，29（6）：947-950.

［235］Litwin M，Niemirska A，Sladowska J，et al. Left ventricular hypertrophy and arterial wall thickening in children with essential hypertension. Pediatric nephrology（Berlin，Germany），2006，21（6）：811-819.

［236］Sinha MD，Reid CJ. Evaluation of blood pressure in children. Current opinion in nephrology and hypertension，2007，16（6）：577-584.

［237］Assadi F. Relation of left ventricular hypertrophy to microalbuminuria and C-reactive protein in children and adolescents with essential hypertension. Pediatric cardiology，2008，29（3）：580-584.

［238］Mitchell P，Cheung N，de Haseth K，et al. Blood pressure and retinal arteriolar narrowing in children. Hypertension（Dallas，Tex：1979），2007，49（5）：1156-1162.

［239］Chen X，Wang Y，Appel LJ，et al. Impacts of measurement protocols on blood pressure tracking from childhood into adulthood：a metaregression analysis. Hypertension（Dallas，Tex：1979），2008，51（3）：642-649.

［240］张明明，米杰，王琍，等. 北京市 412 例儿童 18 年后血压纵向对照调查. 中国循证儿科杂志，2006（3）：187-192.

［241］Sundstrom J，Neovius M，Tynelius P，et al. Association of blood pressure in late adolescence with subsequent mortality：cohort study of Swedish male conscripts. BMJ（Clinical research ed），2011，342：d643.

［242］Yan Y，Hou D，Liu J，et al. Childhood body mass index and blood pressure in prediction of subclinical vascular damage in adulthood：Beijing blood pressure cohort. Journal of hypertension，2017，35（1）：47-54.

［243］Liang Y，Hou D，Shan X，et al. Cardiovascular remodeling relates to elevated childhood blood pressure：Beijing Blood Pressure Cohort Study. International journal of cardiology，2014，177（3）：836-839.

［244］Gray L，Lee IM，Sesso HD，et al. Blood pressure in early adulthood，hypertension in middle age and future cardiovascular disease mortality：HAHS（Harvard Alumni Health Study）. Journal of the American College of Cardiology，2011，58（23）：2396-2403.

［245］Flynn JT，Kaelber DC，Baker-Smith CM，et al. Clinical Practice Guideline for Screening and Management of High Blood Pressure in Children and Adolescents. Pediatrics，2017，140（3）.

［246］范晖，闫银坤，米杰. 中国 3～17 岁儿童性别、年龄别和身高别血压参照标准. 中华高血压杂志，2017（5）：428-435.

［247］Fan H，Hou D，Liu J，et al. Performance of 4 definitions of childhood elevated blood pressure in predicting subclinical cardiovascular outcomes in adulthood. Journal of Clinical Hypertension，2018，20（3）.

［248］范晖，闫银坤，米杰. 中国 3～17 岁儿童血压简化标准的研制. 中华高血压杂志，2017（5）：436-440.

［249］Li S，Chen W. Identifying elevated blood pressure and hypertension in children and adolescents. Journal of clinical hypertension（Greenwich，Conn），2018，20（3）：515-517.

［250］Geleijnse JM，Hofman A，Witteman JC，et al. Long-term effects of neonatal sodium restriction on blood pressure. Hypertension（Dallas，Tex：1979），1997，29（4）：913-917.

［251］Rocchini AP，Katch V，Anderson J，et al. Blood pressure in obese adolescents：effect of weight loss. Pediatrics，1988，82（1）：16-23.

［252］McCambridge TM，Benjamin HJ，Brenner JS，et al. Athletic participation by children and adolescents who have systemic hypertension. Pediatrics，2010，125（6）：1287-1294.

［253］Simons-Morton DG，Hunsberger SA，Van Horn L，et al. Nutrient intake and blood pressure in the Dietary Intervention Study in Children. Hypertension（Dallas，Tex：1979），1997，29（4）：930-936.

［254］Magee LA，Pels A，Helewa M，et al. Diagnosis，evaluation and management of the hypertensive disorders of pregnancy：executive summary. Journal of obstetrics and gynaecology Canada，2014，36（5）：416-441.

［255］Cantwell R, Clutton-Brock T, Cooper G, Dawson A, Drife J, Garrod D, et al. Saving Mothers' Lives: Reviewing maternal deaths to make motherhood safer: 2006-2008. The Eighth Report of the Confidential Enquiries into Maternal Deaths in the United Kingdom. BJOG,2011,118 Suppl 1:1-203.

［256］Hypertension in pregnancy. Report of the American College of Obstetricians and Gynecologists' Task Force on Hypertension in Pregnancy. Obstetrics and gynecology，2013，122（5）：1122-1131.

［257］Sibai BM. Chronic hypertension in pregnancy. Obstetrics and gynecology，2002，100（2）：369-377.

［258］Gilbert WM，Young AL，Danielsen B. Pregnancy outcomes in women with chronic hypertension：a population-based study. The Journal of reproductive medicine，2007，52（11）：1046-1051.

［259］Magee LA，von Dadelszen P，Rey E，et al. Less-tight versus tight control of hypertension in pregnancy. The New England journal of medicine，2015，372（5）：407-417.

［260］Bujold E，Roberge S，Lacasse Y，et al. Prevention of preeclampsia and intrauterine growth restriction with aspirin started in early pregnancy：a meta-analysis. Obstetrics and gynecology，2010，116（2 Pt 1）：402-414.

［261］Lubsen J，Wagener G，Kirwan BA，et al. Effect of long-acting nifedipine on mortality and cardiovascular morbidity in patients with symptomatic stable angina and hypertension：the ACTION trial. Journal of hypertension，2005，23（3）：641-648.

［262］张健，张宇辉. 多中心、前瞻性中国心力衰竭注册登记研究——病因、临床特点和治疗情况初步分析. 中国循环杂志，2015，30（5）：413-416.

［263］Ettehad D，Emdin CA，Kiran A，et al. Blood pressure lowering for prevention of cardiovascular disease and death：a systematic review and meta-analysis. Lancet（London，England），2016，387（10022）：957-967.

［264］Ponikowski P，Voors AA，Anker SD，et al. 2016 ESC Guidelines for the diagnosis and treatment of acute and chronic heart failure：The Task Force for the diagnosis and treatment of acute and chronic heart failure of the European Society of Cardiology（ESC）Developed with the special contribution of the Heart Failure Association（HFA）of the ESC. European heart journal，2016，37（27）：2129-2200.

［265］中华医学会心血管病学分会，中华心血管病杂志编辑委员会. 中国心力衰竭诊断和治疗指南 2014. 中华心血管病杂志，2014（2）：98-122.

［266］Hollenberg NK. The Antihypertensive and Lipid-Lowering Treatment to Prevent Heart Attack Trial（ALLHAT）. Major outcomes in high-risk hypertensive patients randomized to angiotensin-converting enzyme inhibitor or calcium channel blocker vs diuretic. Curr Hypertens Rep，2003，5（3）：183-185.

［267］Leenen FH，Nwachuku CE，Black HR，et al. Clinical events in high-risk hypertensive patients randomly assigned to calcium channel blocker versus angiotensin-converting enzyme inhibitor in the antihypertensive and lipid-lowering treatment to prevent heart attack trial. Hypertension，2006，48（3）：374-384.

［268］Zhang W，Shi W，Liu Z，et al. A nationwide cross-sectional survey on prevalence，management and pharmacoepidemiology patterns on hypertension in Chinese patients with chronic kidney disease. Sci Rep，2016，6：387-368.

［269］Zheng Y，Cai GY，Chen XM，et al. Prevalence，awareness，treatment，and control of hypertension in the non-dialysis chronic kidney disease patients. Chin Med J（Engl），2013，126（12）：2276-2280.

［270］林静，丁吉俊，傅辰生，等. 慢性肾脏病患者高血压现状的横断面调查. 中华肾脏病杂志，2009. 11（25）：827-831.

［271］Dhaybi OA，Bakris G. Mineralocorticoid antagonists in chronic kidney disease. Curr Opin Nephrol Hypertens，2017，26（1）：50-55.

［272］Robinson BM，Tong L，Zhang J，et al. Blood pressure levels and mortality risk among hemodialysis patients in the Dialysis Outcomes and Practice Patterns Study. Kidney Int. 2012；82（5）：570-580.

［273］Liu J，Zhao D，Liu J，et al. Prevalence of diabetes mellitus in outpatients with essential hypertension in

China: a cross-sectional study. BMJ Open. 2013；3（11）：e003798.

[274] de Boer IH，Bangalore S，Benetos A，et al. Diabetes and Hypertension：A Position Statement by the American Diabetes Association. Diabetes Care，2017，40（9）：1273-1284.

[275] Emdin CA，Rahimi K，Neal B，et al. Blood pressure lowering in type 2 diabetes: a systematic review and meta-analysis. JAMA，2015，313（6）：603-615.

[276] Hansson L，Zanchetti A，Carruthers SG，et al. Effects of intensive blood-pressure lowering and low-dose aspirin in patients with hypertension：principal results of the Hypertension Optimal Treatment（HOT） randomised trial. HOT Study Group. Lancet，1998，351（9118）：1755-1762.

[277] Gu D，Reynolds K，Wu X，et al. Prevalence of the metabolic syndrome and overweight among adults in China. Lancet，2005，365（9468）：1398-1405.

[278] Xi B，He D，Hu Y，et al. Prevalence of metabolic syndrome and its influencing factors among the Chinese adults：the China Health and Nutrition Survey in 2009. Prev Med，2013，57（6）：867-871.

[279] 祝之明. 代谢综合征病因探索与临床实践代谢综合征的防治. 北京：人民军医出版社，2005，.

[280] 刘静，赵冬，王薇，等. 中国 11 省市代谢综合征不同组分及其组合形式与心血管病发病的关系. 中华流行病学杂志，2008（7）：652-655.

[281] Xiao J，Wu C，Xu G，et al. Association of physical activity with risk of metabolic syndrome：findings from a cross-sectional study conducted in rural area，Nantong，China. J Sports Sci，2016，34（19）：1839-1848.

[282] Selvin E，Erlinger TP. Prevalence of and risk factors for peripheral arterial disease in the United States：results from the National Health and Nutrition Examination Survey，1999-2000. Circulation，2004，110（6）：738-743.

[283] Norgren L，Hiatt WR，Dormandy JA，et al. Inter-Society Consensus for the Management of Peripheral Arterial Disease（TASC II）. Eur J Vasc Endovasc Surg，2007，33 Suppl 1：S1-75.

[284] 孔灵芝，胡盛寿. 中国心血管病报告 2010. 北京：中国大百科全书出版社，2010，112-113.

[285] Lip GY，Makin AJ. Treatment of hypertension in peripheral arterial disease. Cochrane Database Syst Rev，2003（4）：CD003075.

[286] Singer DR，Kite A. Management of hypertension in peripheral arterial disease：does the choice of drugs matter? Eur J Vasc Endovasc Surg，2008，35（6）：701-708.

[287] European Stroke O，Tendera M，Aboyans V，et al. ESC Guidelines on the diagnosis and treatment of peripheral artery diseases：Document covering atherosclerotic disease of extracranial carotid and vertebral，mesenteric，renal，upper and lower extremity arteries：the Task Force on the Diagnosis and Treatment of Peripheral Artery Diseases of the European Society of Cardiology（ESC）. Eur Heart J，2011，32（22）：2851-2906.

[288] Anderson JL，Halperin JL，Albert NM，et al. Management of patients with peripheral artery disease（compilation of 2005 and 2011 ACCF/AHA guideline recommendations）：a report of the American College of Cardiology Foundation/American Heart Association Task Force on Practice Guidelines. Circulation，2013，127（13）：1425-1443.

[289] Calhoun DA，Jones D，Textor S，et al. Resistant hypertension：diagnosis，evaluation，and treatment. A scientific statement from the American Heart Association Professional Education Committee of the Council for High Blood Pressure Research. Hypertension，2008，51（6）：1403-1419.

[290] Denolle T，Chamontin B，Doll G，et al. Management of resistant hypertension：expert consensus statement from the French Society of Hypertension，an affiliate of the French Society of Cardiology. J Hum Hypertens，2016，30（11）：657-663.

[291] Williams B，MacDonald TM，Morant S，et al. Spironolactone versus placebo，bisoprolol，and doxazosin to determine the optimal treatment for drug-resistant hypertension（PATHWAY-2）：a randomised，

double-blind，crossover trial. Lancet，2015，386（10008）：2059-2068.

［292］ Oliveras A，Armario P，Clara A，et al. Spironolactone versus sympathetic renal denervation to treat true resistant hypertension：results from the DENERVHTA study - a randomized controlled trial. J Hypertens，2016，34（9）：1863-1871.

［293］ 吴兆苏，朱鼎良，蒋雄京，等. 中国高血压联盟关于经皮经导管射频消融去肾交感神经术治疗难治性高血压的立场与建议. 中华高血压杂志，2013（5）：419，22-23.

［294］ Ogihara T，Kikuchi K，Matsuoka H，et al. The Japanese Society of Hypertension Guidelines for the Management of Hypertension（JSH 2009）. Hypertens Res，2009，32（1）：3-107.

［295］ Chobanian AV，Bakris GL，Black HR，et al. The Seventh Report of the Joint National Committee on Prevention，Detection，Evaluation and Treatment of High Blood Pressure：the JNC 7 report. JAMA，2003，289（19）：2560-2572.

［296］ Wright JT，Jr.，Fine LJ，et al. Evidence supporting a systolic blood pressure goal of less than 150 mmHg in patients aged 60 years or older：the minority view. Ann Intern Med，2014，160（7）：499-503.

［297］ Ezzati M，Oza S，Danaei G，et al. Trends and cardiovascular mortality effects of state-level blood pressure and uncontrolled hypertension in the United States. Circulation，2008，117（7）：905-914.

［298］ Aronson S. Perioperative hypertensive emergencies. Curr Hypertens Rep，2014，16（7）：448.

［299］ Getsios D，Wang Y，Stolar M，et al. Improved perioperative blood pressure control leads to reduced hospital costs. Expert Opin Pharmacother，2013，14（10）：1285-1293.

［300］ Hanada S，Kawakami H，Goto T，Morita S. Hypertension and anesthesia. Curr Opin Anaesthesiol，2006，19（3）：315-319.

［301］ Marik PE，Varon J. Perioperative hypertension：a review of current and emerging therapeutic agents. J Clin Anesth，2009，21（3）：220-229.

［302］ 王增武，隋辉，王馨，等. 农村社区高血压管理效果对比研究. 医学研究杂志，2015（1）：25-28.

［303］ Wang Z，Wang X，Chen Z，et al. Hypertension control in community health centers across China：analysis of antihypertensive drug treatment patterns. Am J Hypertens，2014，27（2）：252-9.

［304］ 吴兆苏，霍勇，王文，等. 中国高血压患者教育指南. 中华高血压杂志，2013（21）：1123-1149

［305］ 李南方，程维平，严治涛，等. 睡眠呼吸暂停相关性高血压靶器官损害的调查与分析. 中华高血压杂志，2011（7）：642-646.

［306］ 李南方，李红建，王红梅，等. 原发性醛固酮增多症患者左室结构损害的研究. 中华内分泌代谢杂志，2012（2）：117-120.

［307］ 李南方，马轩，王红梅，等. 原发性醛固酮增多症患者蛋白尿情况分析. 中华高血压杂志，2013（3）：249-252.

［308］ Nan-fang LI W-pC，Zhi-tao YAN，et al. Prevalence of target organ damage in patients with obstructive sleep apnea-related hypertension. Am J Hypertens，2011，24（12）：1345.

［309］ 王磊，李南方，周克明，等. 难以控制的高血压 628 例病因分析. 中华心血管病杂志，2009（2）：138-141.

［310］ Peng M，Jiang XJ，Dong H，et al. Etiology of renal artery stenosis in 2047 patients：a single-center retrospective analysis during a 15-year period in China. J Hum Hypertens，2016，30（2）：124-128.

［311］ 中国医疗保健国际交流促进会血管疾病高血压分会专家共识起草组. 肾动脉狭窄的诊断和处理中国专家共识. 中国循环杂志，2017（9）：835-844.

［312］ Jiang X，Peng M，Li B，et al. The efficacy of renal artery stent combined with optimal medical therapy in patients with severe atherosclerotic renal artery stenosis. Curr Med Res Opin，2016，32（sup2）：3-7.

［313］ 李南方，张丽丽，严治涛，等. 不同体质指数的高血压人群睡眠呼吸暂停低通气综合征检出率的研究. 中华心血管病杂志，2012，40（2）：120-124.

［314］ Yao X，Li N，Zhang Y，et al. Plasma aldosterone concentration is positively associated with pulse pressure in patients with primary hypertension. Medicine（Baltimore），2015，94（10）：e614.

［315］ 马轩，王红梅，李娟，等. 原发性醛固酮增多症患者中代谢综合征的患病情况. 中华内分泌代谢杂志，2011（9）：724-728.

［316］ Zhou M，Wang H，Zhu J，et al. Cause-specific mortality for 240 causes in China during 1990-2013：a systematic subnational analysis for the Global Burden of Disease Study 2013. Lancet，2016，387（10015）：251-272.

附表 中国 3～17 岁儿童每岁、身高对应的血压标准

附表 1 男童血压标准

年龄（岁）	身高百分位值	身高范围（cm）	SBP（mmHg）				DBP（mmHg）			
			50th	90th	95th	99th	50th	90th	95th	99th
3	P5	<96	88	99	102	108	54	62	65	72
	P10	96～97	88	100	103	109	54	63	65	72
	P25	98～100	89	101	104	110	54	63	66	72
	P50	101～103	90	102	105	112	54	63	66	73
	P75	104～106	91	103	107	113	55	63	66	73
	P90	107～108	92	104	107	114	55	63	66	73
	P95	≥109	93	105	108	115	55	63	66	73
4	P5	<102	89	101	104	111	55	64	67	74
	P10	102～104	90	102	105	111	55	64	67	74
	P25	105～107	91	103	106	113	55	64	67	74
	P50	108～110	92	104	108	114	56	64	67	74
	P75	111～113	93	106	109	115	56	64	67	74
	P90	114～116	94	107	110	117	56	65	68	75
	P95	≥117	95	107	111	117	56	65	68	75
5	P5	<109	92	104	107	114	56	65	68	75
	P10	109～110	92	104	107	114	56	65	68	75
	P25	111～113	93	105	109	115	56	65	68	75
	P50	114～117	94	106	110	117	57	65	69	76
	P75	118～120	95	108	111	118	57	66	69	76
	P90	121～123	96	109	112	119	58	67	70	77
	P95	≥124	97	110	113	120	58	67	70	77
6	P5	<114	93	105	109	115	57	66	69	76
	P10	114～116	94	106	110	116	57	66	69	76
	P25	117～119	95	107	111	117	58	66	69	77
	P50	120～123	96	108	112	119	58	67	70	78
	P75	124～126	97	110	113	120	59	68	71	78
	P90	127～129	98	111	115	121	59	69	72	79
	P95	≥130	99	112	116	123	60	69	73	80

年龄（岁）	身高百分位值	身高范围（cm）	SBP（mmHg）				DBP（mmHg）			
			50th	90th	95th	99th	50th	90th	95th	99th
7	P₅	＜118	94	106	110	117	58	67	70	77
	P₁₀	118～120	95	107	111	118	58	67	70	78
	P₂₅	121～123	96	108	112	119	59	68	71	78
	P₅₀	124～127	97	110	113	120	59	68	72	79
	P₇₅	128～131	98	112	115	122	60	70	73	81
	P₉₀	132～135	100	113	117	124	61	71	74	82
	P₉₅	≥136	100	114	117	125	62	71	74	82
8	P₅	＜121	95	108	111	118	59	68	71	78
	P₁₀	121～123	95	108	112	119	59	68	71	79
	P₂₅	124～127	97	110	113	120	60	69	72	80
	P₅₀	128～132	98	111	115	122	61	70	73	81
	P₇₅	133～136	99	113	117	124	62	71	74	82
	P₉₀	137～139	101	114	118	125	62	72	75	83
	P₉₅	≥140	102	115	119	127	63	73	76	84
9	P₅	＜125	96	109	112	119	60	69	72	80
	P₁₀	125～128	96	109	113	120	60	69	73	80
	P₂₅	129～132	98	111	115	122	61	71	74	82
	P₅₀	133～137	99	113	117	124	62	72	75	83
	P₇₅	138～142	101	115	119	126	63	73	76	84
	P₉₀	143～145	102	116	120	128	64	73	77	85
	P₉₅	≥146	103	117	121	129	64	74	77	85
10	P₅	＜130	97	110	114	121	61	70	74	81
	P₁₀	130～132	98	111	115	122	62	71	74	82
	P₂₅	133～137	99	113	116	124	62	72	75	83
	P₅₀	138～142	101	115	119	126	63	73	77	85
	P₇₅	143～147	102	117	120	128	64	74	77	85
	P₉₀	148～151	104	118	122	130	64	74	77	86
	P₉₅	≥152	105	119	123	131	64	74	77	86
11	P₅	＜134	98	111	115	122	62	72	75	83
	P₁₀	134～137	99	112	116	124	63	72	76	84
	P₂₅	138～142	100	114	118	126	64	73	77	85
	P₅₀	143～148	102	116	120	128	64	74	78	86
	P₇₅	149～153	104	119	123	130	64	74	78	86
	P₉₀	154～157	106	120	124	132	64	74	78	86
	P₉₅	≥158	106	121	125	133	64	74	78	86

年龄（岁）	身高百分位值	身高范围（cm）	SBP（mmHg）				DBP（mmHg）			
			50th	90th	95th	99th	50th	90th	95th	99th
12	P5	＜140	100	113	117	125	64	73	77	85
	P10	140～144	101	115	119	126	64	74	78	86
	P25	145～149	102	117	121	128	65	75	78	86
	P50	150～155	104	119	123	131	65	75	78	86
	P75	156～160	106	121	125	133	65	75	78	86
	P90	161～164	108	123	127	135	65	75	78	87
	P95	≥165	108	124	128	136	65	75	78	87
13	P5	＜147	102	116	120	128	65	75	78	86
	P10	147～151	103	117	121	129	65	75	78	87
	P25	152～156	104	119	123	131	65	75	79	87
	P50	157～162	106	121	125	133	65	75	79	87
	P75	163～167	108	123	128	136	65	75	79	87
	P90	168～171	110	125	130	138	66	76	79	87
	P95	≥172	110	126	130	139	66	76	79	88
14	P5	＜154	103	118	122	130	65	75	79	87
	P10	154～157	104	119	124	132	65	75	79	87
	P25	158～162	106	121	125	133	65	75	79	87
	P50	163～167	108	123	128	136	65	75	79	87
	P75	168～172	109	125	130	138	66	76	79	88
	P90	173～176	111	127	131	140	66	76	80	88
	P95	≥177	112	128	133	141	67	77	80	89
15	P5	＜158	105	120	124	132	65	76	79	87
	P10	158～161	106	121	125	133	65	76	79	87
	P25	162～166	107	122	127	135	66	76	79	88
	P50	167～170	109	124	128	137	66	76	80	88
	P75	171～174	110	126	131	139	66	77	80	89
	P90	175～178	112	128	132	141	67	77	81	89
	P95	≥179	113	129	133	142	67	77	81	90
16	P5	＜161	105	121	125	133	66	76	79	88
	P10	161～164	106	121	126	134	66	76	79	88
	P25	165～168	107	123	127	136	66	76	80	88
	P50	169～172	109	125	129	138	66	76	80	88
	P75	173～176	111	126	131	140	67	77	80	89
	P90	177～179	112	128	133	141	67	77	81	90
	P95	≥180	113	129	134	142	67	78	81	90

续表

年龄（岁）	身高百分位值	身高范围（cm）	SBP（mmHg）				DBP（mmHg）			
			50th	90th	95th	99th	50th	90th	95th	99th
17	P₅	＜163	106	121	126	134	66	76	80	88
	P₁₀	163～165	107	122	126	135	66	76	80	88
	P₂₅	166～169	108	124	128	136	66	76	80	88
	P₅₀	170～173	109	125	130	138	67	77	80	89
	P₇₅	174～177	111	127	131	140	67	77	81	89
	P₉₀	178～180	112	129	133	142	67	78	81	90
	P₉₅	≥181	113	129	134	143	68	78	82	90

附表 2　女童血压标准

年龄（岁）	身高百分位值	身高范围（cm）	SBP（mmHg）				DBP（mmHg）			
			50th	90th	95th	99th	50th	90th	95th	99th
3	P₅	＜95	87	99	102	108	55	63	67	74
	P₁₀	95～96	88	99	103	109	55	63	67	74
	P₂₅	97～99	88	100	103	110	55	64	67	74
	P₅₀	100～102	89	101	104	111	55	64	67	74
	P₇₅	103～105	90	102	105	112	55	64	67	74
	P₉₀	106～107	91	103	106	113	55	64	67	75
	P₉₅	≥108	91	103	107	113	56	64	67	75
4	P₅	＜101	89	101	105	111	56	64	67	75
	P₁₀	101～103	89	101	105	111	56	64	67	75
	P₂₅	104～106	90	102	106	112	56	64	67	75
	P₅₀	107～109	91	103	107	113	56	64	67	75
	P₇₅	110～112	92	104	107	114	56	65	68	75
	P₉₀	113～114	93	105	109	115	56	65	68	76
	P₉₅	≥115	93	105	109	115	56	65	68	76
5	P₅	＜108	91	103	106	113	56	65	68	76
	P₁₀	108～109	91	103	107	113	56	65	68	76
	P₂₅	110～112	92	104	107	114	56	65	68	76
	P₅₀	113～116	93	105	109	115	57	65	68	76
	P₇₅	117～119	93	106	109	116	57	66	69	77
	P₉₀	120～122	94	107	111	117	58	66	70	77
	P₉₅	≥123	95	108	111	118	58	67	70	78
6	P₅	＜113	92	104	108	115	57	65	69	76
	P₁₀	113～114	92	105	108	115	57	66	69	77
	P₂₅	115～118	93	106	109	116	57	66	69	77
	P₅₀	119～121	94	107	110	117	58	67	70	78

年龄（岁）	身高百分位值	身高范围（cm）	SBP（mmHg）				DBP（mmHg）			
			50th	90th	95th	99th	50th	90th	95th	99th
6	P75	122～125	95	108	112	118	58	67	71	79
	P90	126～128	96	109	113	119	59	68	71	79
	P95	≥129	97	110	114	121	59	69	72	80
7	P5	＜116	93	105	109	115	57	66	69	77
	P10	116～118	93	106	109	116	57	66	69	77
	P25	119～122	94	107	110	117	58	67	70	78
	P50	123～126	95	108	112	119	59	68	71	79
	P75	127～130	96	109	113	120	59	69	72	80
	P90	131～133	97	111	114	122	60	69	73	81
	P95	≥134	98	112	115	122	61	70	73	82
8	P5	＜120	94	106	110	116	58	67	70	78
	P10	120～122	94	107	111	117	58	67	71	79
	P25	123～126	95	108	112	119	59	68	71	79
	P50	127～131	96	109	113	120	60	69	72	80
	P75	132～135	98	111	115	122	61	70	73	82
	P90	136～138	99	112	116	123	61	71	74	83
	P95	≥139	100	113	117	124	62	71	75	83
9	P5	＜124	95	108	111	118	59	68	71	79
	P10	124～127	95	108	112	119	59	68	72	80
	P25	128～132	97	110	113	120	60	69	73	81
	P50	133～136	98	111	115	122	61	71	74	82
	P75	137～141	100	113	117	124	62	72	75	84
	P90	142～145	101	114	118	125	63	72	76	84
	P95	≥146	102	115	119	126	63	73	76	85
10	P5	＜130	96	109	113	120	60	69	73	81
	P10	130～133	97	110	114	121	61	70	73	82
	P25	134～138	99	112	116	123	62	71	75	83
	P50	139～143	100	113	117	124	63	72	76	84
	P75	144～147	101	115	119	126	63	73	76	85
	P90	148～151	103	116	120	128	63	73	77	85
	P95	≥152	103	117	121	129	64	73	77	86
11	P5	＜136	98	112	115	122	62	71	75	83
	P10	136～139	99	113	116	123	62	72	75	84
	P25	140～144	101	114	118	125	63	73	76	85
	P50	145～149	102	116	120	127	64	73	77	86
	P75	150～154	103	117	121	128	64	74	77	86
	P90	155～157	104	118	122	129	64	74	77	86
	P95	≥158	104	118	122	130	64	74	77	86

续表

年龄（岁）	身高百分位值	身高范围（cm）	SBP（mmHg）				DBP（mmHg）			
			50th	90th	95th	99th	50th	90th	95th	99th
12	P₅	＜142	100	113	117	124	63	73	76	85
	P₁₀	142～145	101	114	118	125	63	73	77	85
	P₂₅	146～150	102	116	120	127	64	74	77	86
	P₅₀	151～154	103	117	121	129	64	74	78	86
	P₇₅	155～158	104	118	122	130	64	74	78	87
	P₉₀	159～162	105	119	123	130	64	74	78	87
	P₉₅	≥163	105	119	123	131	64	74	78	87
13	P₅	＜147	101	115	119	126	64	74	77	86
	P₁₀	147～149	102	116	120	127	64	74	78	87
	P₂₅	150～153	103	117	121	128	64	74	78	87
	P₅₀	154～157	104	118	122	129	65	74	78	87
	P₇₅	158～161	105	119	123	130	65	74	78	87
	P₉₀	162～164	105	119	123	131	65	74	78	87
	P₉₅	≥165	105	119	123	131	65	75	78	87
14	P₅	＜149	102	116	120	127	65	74	78	87
	P₁₀	149～152	103	117	121	128	65	75	78	87
	P₂₅	153～155	104	118	122	129	65	75	78	87
	P₅₀	156～159	104	118	122	130	65	75	78	87
	P₇₅	160～163	105	119	123	130	65	75	78	87
	P₉₀	164～166	105	119	123	131	65	75	79	87
	P₉₅	≥167	106	120	124	131	65	75	79	88
15	P₅	＜151	103	116	120	128	65	75	79	87
	P₁₀	151～152	103	117	121	128	65	75	79	88
	P₂₅	153～156	104	118	122	129	65	75	79	88
	P₅₀	157～160	105	119	123	130	65	75	79	88
	P₇₅	161～163	105	119	123	131	65	75	79	88
	P₉₀	164～166	105	120	124	131	65	75	79	88
	P₉₅	≥167	106	120	124	131	65	75	79	88
16	P₅	＜151	103	117	121	128	65	75	79	88
	P₁₀	151～153	103	117	121	129	65	75	79	88
	P₂₅	154～157	104	118	122	130	65	75	79	88
	P₅₀	158～160	105	119	123	130	65	75	79	88
	P₇₅	161～164	105	119	123	131	66	76	79	88
	P₉₀	165～167	106	120	124	131	66	76	79	88
	P₉₅	≥168	106	120	124	132	66	76	79	88

年龄（岁）	身高百分位值	身高范围（cm）	SBP（mmHg）				DBP（mmHg）			
			50th	90th	95th	99th	50th	90th	95th	99th
17	P_5	<152	103	117	121	129	66	76	79	88
	P_{10}	152~154	104	118	122	129	66	76	79	89
	P_{25}	155~157	104	118	122	130	66	76	80	89
	P_{50}	158~161	105	119	123	130	66	76	80	89
	P_{75}	162~164	105	119	124	131	66	76	80	89
	P_{90}	165~167	106	120	124	132	66	76	80	89
	P_{95}	≥168	106	120	124	132	66	76	80	89